Hunaid A.Vohra
Vinayak N.Bapat
Christopher P.Young

微创主动脉瓣手术学

Minimally Invasive Aortic Valve Surgery

胡纳德·A.沃拉

〔英〕维纳亚克·N.巴帕特　　主　编

克里斯托弗·P.杨

王春生　陈保富　主　译

天津出版传媒集团

天津科技翻译出版有限公司

著作权合同登记号：图字：02-2018-321

图书在版编目（CIP）数据

微创主动脉瓣手术学／（英）胡纳德·A.沃拉
（Hunaid A. Vohra），（英）维纳亚克·N.巴帕特
（Vinayak N. Bapat），（英）克里斯托弗·P.杨
（Christopher P. Young）主编；王春生，陈保富主译.
—天津：天津科技翻译出版有限公司，2019.7
    书名原文：Minimally Invasive Aortic Valve
Surgery
    ISBN 978-7-5433-3925-5

    Ⅰ.①微… Ⅱ.①胡… ②维… ③克… ④王… ⑤陈
… Ⅲ.①主动脉瓣－心脏外科手术－显微外科学 Ⅳ.
①R654.2

    中国版本图书馆 CIP 数据核字（2019）第 076091 号

中文简体字版权属天津科技翻译出版有限公司。

授权单位：Nova Science Publishers, Inc.
出　　版：天津科技翻译出版有限公司
出 版 人：刘 庆
地　　址：天津市南开区白堤路 244 号
邮政编码：300192
电　　话：(022)87894896
传　　真：(022)87895650
网　　址：www.tsttpc.com
印　　刷：天津海顺印业包装有限公司分公司
发　　行：全国新华书店
版本记录：710×1000　16 开本　9.5 印张　180 千字
　　　　　2019 年 7 月第 1 版　2019 年 7 月第 1 次印刷
　　　　　定价：98.00 元

（如发现印装问题，可与出版社调换）

译者名单

主　译

王春生　复旦大学附属中山医院心脏外科

陈保富　浙江省台州医院心胸外科

副主译

马瑞彦　陆军军医大学第二附属医院心血管外科

张晓慎　暨南大学附属第一医院心脏外科

沈建飞　浙江省台州医院心胸外科

译　者（按姓氏汉语拼音排序）

金　柯　浙江省台州医院心胸外科

李小辉　暨南大学附属第一医院心脏外科

莫　然　南京大学医学院附属鼓楼医院心胸外科

庆　伟　南通大学附属东台医院心胸外科/海德堡大学外科医院心脏外科

帖红涛　重庆医科大学附属第一医院心胸外科

王春国　浙江省台州医院心胸外科

王鑫鑫　浙江省台州医院心胸外科

曾　彬　中国医学科学院/北京协和医学院/泰达国际心血管病医院心脏外科

张　波　浙江省台州医院心胸外科

周鹏宇　南方医科大学南方医院心血管外科/海德堡大学外科医院心脏外科

朱泓宇　浙江省台州医院心胸外科

主编简介

胡纳德·A.沃拉（Hunaid A. Vohra）MB BS MRCS MD FRCS（CTh）FETCS PhD

现任职务:心脏外科顾问/名誉高级讲师。学术机构:英国布里斯托尔心脏研究所/布里斯托尔大学。

在英国伦敦(哈里菲尔德)和南安普敦的医院里,胡纳德·A.沃拉经历了一次心脏外科之旅。在被英国和欧洲心脏外科委员会授予研究员的地位后,他获得了著名的心胸外科医生学会的 Ethicon 奖学金,与圣吕克大学医院(布鲁塞尔)的 Gebrine El Khoury 教授从事亚专业二尖瓣和主动脉瓣修复,随后与 OLV 诊所(比利时阿尔斯特)的 Hugo Vanermen 教授一起从事微创二尖瓣修复。回到英国后,他在伦敦圣托马斯医院完成了微创主动脉瓣置换和经导管主动脉瓣插入(TAVI)的另一项亚专业研究。他热爱外科手术实践,并对研究具有相当的热情。他获得了 BUPA 心脏外科研究奖学金,他的论文研究主题是"心肌梗死后细胞凋亡和坏死的机制"。他在布里斯托尔大学担任名誉高级讲师,积极参与研究工作。他是各种国际培训课程的教员,同时担任《ICVTS / EJCTS 杂志》心脏瓣膜部分的副主编。

维纳亚克·N.巴帕特（Vinayak N. Bapat）MD FRCS（CTh）

现任职务:心脏外科顾问。学术机构:英国伦敦圣托马斯医院。

巴帕特教授于 2007 年被任命为圣托马斯医院的顾问, 其对主动脉外科特别感兴趣。圣托马斯医院的经导管主动脉瓣植入(TAVI)项目是英国最大的 TAVI 项目,是复杂 TAVI 病例的三级转诊中心。他开发了新的实施 TAVI 的方法(跨主动脉途径),这在世界范围内改善了患者的预后。他也是"脉瓣对脉瓣"(valve-in-valve)这个主题的权威,并且开发了智能手机应用程序,这些应用程序在全世界都被用作"脉瓣对脉瓣"(valve-in-valve)技术的参考工具。巴帕特教授任教于世界各地的 100 多个 TAVI 培训中心,并继续积极参与 TAVI 各个方面的教学和培训。他还利用右前开胸术(ART)启动了微创("钥匙孔")主动脉瓣置换计划（MIS），他的目标是在英国的其他中心推广这项技术。他参与了经导管二尖瓣植入的早期可行性研究，并于2014年2月首次对 Edward's FORTIS 装置尝试了人体植入，最近还尝试了 Medtronic12 号装置的植入。巴帕特教授有一个大型的研究和创新项目来帮助推进这一领域，并发表了70多篇论文。他是所有的主要心脏病学和心脏外科会议的特邀教员。最近，他还被任命为欧洲协会旗舰杂志的副主编和技术学院委员会成员。他未来五年的主要关注点将放在瓣膜设计和治疗方案的创新上。

克里斯托弗·P.杨（Christopher P. Young）MD FRCS

现职:心脏外科顾问。学术机构:英国伦敦圣托马斯医院。

杨教授毕业于谢菲尔德大学医学院,他的心胸训练是在圣巴塞洛缪医院、圣托马斯医院、大奥蒙德街儿童医院和伯明翰的伊丽莎白女王医院进行的。他在圣托马斯的雷恩研究所从事了两年的研究,作为BHF的初级研究员,获得了心肌保护研究的医学博士学位。他的专业外科领域涵盖主动脉瓣手术的各个方面,包括同种移植物插入、主动脉瓣修复和瓣膜保留技术、微创手术、主动脉根部置换,特别是创新的经导管主动脉瓣植入术(TAVI)。在英国,圣托马斯医院在这种新瓣膜技术方面拥有最丰富的经验,杨教授是参与这项计划的仅有的两名外科医生之一。他率先在伦敦大桥医院引进了TAVI。他的另一个专业兴趣领域是胸主动脉瘤疾病的外科手术,包括主动脉夹层、主动脉弓置换、混合血管手术和血管内支架植入。

编者名单

Hunaid A. Vohra
Department of Cardiac Surgery, Bristol
Heart Institute, Bristol, UK

Christopher P. Young
St Thomas' Hospital, London, UK

Gabriel Loor
University of Minnesota, department of
Surgery, Division of Cardiothoracic
Surgery, Minneapolis, MN, US

Eric E. Roselli
Cleveland Clinic, Department of Thoracic
and Cardiovascular Surgery and Center for
Minimally Invasive Cardiothoracic
Surgery, Heart and Vascular Institute,
Cleveland, OH, US

Ben Gibbison
Department of Cardiac Anaesthesia,
Bristol Heart Institute/University of
Bristol, Bristol, UK

Martin Andreas
Department of Cardiac Surgery
Medical University of Vienna, Vienna,
Austria

Guenther Laufer
Department of Cardiac Surgery
Medical University of Vienna, Vienna,
Austria

Alfred Kocher
Department of Cardiac Surgery
Medical University of Vienna, Vienna,
Austria

Mohsin Uzzaman
Department of Cardiothoracic Surgery,
Guys and St. Thomas' Hospital, London,
UK

Ricardo Boix
Department of Cardiothoracic Surgery,
Guys and St. Thomas' Hospital, London,
UK

Vinayak Bapat
Department of Cardiothoracic Surgery,
Guys and St. Thomas' Hospital, London,
UK

Jared P. Beller
Department of Cardiovascular Surgery
University of Virginia Health System,
Charlottesville, US

Gorav Ailawadi

Department of Biomedical Engineering
University of Virginia Health System,
Charlottesville, US

Mattia Glauber

Cardiothoracic Center, Istituto Clinico
Sant'Ambrogio, Gruppo Ospedaliero San
Donato, Milan, Italy

Antonio Miceli

Cardiothoracic Center, Istituto Clinico
Sant'Ambrogio, Gruppo Ospedaliero San
Donato, Milan, Italy

Antonio Lio

Cardiothoracic Center, Istituto Clinico
Sant'Ambrogio, Gruppo Ospedaliero San
Donato, Milan, Italy

Mauro Del Giglio

Department of Cardiothoracic and Vascular
Surgery, Maria Cecilia Hospital, GVM
Care and Research, Cotignola (RA) GVM
Care and Research, Italy

Elisa Mikus

Department of Cardiothoracic and Vascular
Surgery, Maria Cecilia Hospital, GVM
Care and Research, Cotignola (RA) GVM
Care and Research, Italy

Marco Vola

Department of Cardiovascular Surgery
University Hospital of Saint-Etienne
Saint-Etienne, France

Antoine Gerbay

Department of Cardiovascular Surgery
University Hospital of Saint-Etienne
Saint-Etienne, France

Kevin Phan

University of Sydney, Sydney Adventist
Hospital, Sydney, NSW, Australia

Tristan D. Yan

University of Sydney, Royal Prince Alfred
Hospital, Sydney, Australia

中文版前言

心脏外科中,主动脉瓣手术技术一直是值得关注的话题。近年来,随着经导管主动脉瓣植入术(TAVI)的快速发展,微创治疗已经越来越多地对传统手术形成了冲击。作为外科医生,在学习掌握微创技术的同时,也需要对原有的外科术式进行更进一步的改进,以适应新时代患者们对于微创及术后快速康复的需求。随着手术理念的不断更新,手术器械的不断改进,微创外科有了更多发挥的舞台。如何正确地掌握微创外科技术,提高手术质量,降低死亡率和并发症,是新时代心脏外科医生们尤为重要的使命。

为了反映微创主动脉瓣外科技术的临床进展,推广先进的手术技术,适应社会需求,我们应出版社要求,组织了十余位优秀的心胸外科中青年医师,翻译了此本《微创主动脉瓣手术学》。本书共分为十一章,由世界各知名医院的教授结合其多年心脏外科经验编写,从生理学、病理学、外科学、体外循环、影像学、麻醉学、管理学多角度全方位地描述了微创主动脉瓣手术的各方面内容,详细介绍了包括介入手术、机器人手术在内的多种最新微创主动脉瓣治疗术式,全面讲解了手术指征、术式选择、围术期管理、手术步骤、术后并发症处理等多项内容,同时配以大量彩色插图和术中实拍照片,便于读者学习掌握,是不可多得的对于微创主动脉瓣技术全面总结的优秀学习教材。

本书可供心胸外科中青年医师学习使用,尤其是对于缺乏临床经验、刚接触微创主动脉瓣技术以及想开展相关技术的医师,有着一定的指导作用。本书不仅能指导常规微创手术的开展,认真学习之后,相信读者凭着优秀的学习能力,举一反三,即使面对突发情况,也能做到胸有成竹,处理得当,极大减少医疗事故及术后并发症的发生,显著提高医疗质量。本书同样也可作为主动脉瓣手术的入门教材,供在心胸外科轮转学习的其他专业医师、进修医师、实习医师参考,学习围术期管理,了解微创心脏手术方式、手术指征、术后并发症,在未来的工作中,可以将微创及快速康复理念更好地运用于各个学科的日常工作中。

王春生

前　言

　　微创主动脉瓣手术是一个相对较新的领域,越来越多的心脏外科医生乐于尝试,同时患者和心脏病专家对此也显示出越来越大的兴趣。这是当前人们非常感兴趣的一个话题,如今已经出现许多研究成果,但还有更多等待着我们去探究。这本书通过微创主动脉瓣手术程序的建立、相关调查、患者选择、不同方法(包括内镜和机器人)、心肺旁路术、再次手术以及快速部署的应用程序和主动脉血管外科这几部分描述了微创主动脉瓣手术过程。本书是为所有受过培训的心脏外科医师和心脏学医师、心脏外科顾问、麻醉师、重症监护医师和灌注师准备的。这是第一本专门针对微创主动脉瓣手术这一专题的书。本书三位主编都是英国这方面的权威,也是许多外科项目的导师。每一章都是由微创主动脉瓣手术这一特殊领域的专家撰写的。这些外科医师主要来自美国、澳大利亚和欧洲国家。

　　第1章——作者详细描述了在当代建立微创主动脉瓣置换计划的逻辑程序和科学方法。强调从这些经验中吸取的实践教训。希望这一章将成为新手外科医师开始实施微创主动脉瓣手术计划的模板。尽管本章也强调了一些技术谬误,但主要目的是关注可能对这项工作的成功开展产生巨大影响的非手术因素。

　　第2章——微创主动脉瓣置换术(MIAVR)与传统主动脉瓣置换术相比,具有减少疼痛、输血和资源利用的潜力。然而,如果由于暴露的错误而发生不良事件,这些好处都将不会实现。术前成像可以保证这个过程顺利进行;当为合适的患者选择合适的暴露时,MIAVR 将与常规 AVR 一样可行。在这里, 作者回顾了术前成像技术在选择适合 MIAVR 的患者中的应用。他们回顾了操作技术,以及高分辨率三维重建和超声心动图在手术暴露选择和术中管理中的作用。

　　第3章——微创手术的主要优势是减少组织损伤。其炎症反应较小,恢复较快。首先,微创手术旨在改善患者的体验——这意味着患者痛苦更少,感觉更好,能够更快恢复正常生活。这也符合医疗健康提供者减少住院时间和提高效率的激励措施。通过减少重症监护和住院时间来改善恢复是微创手术过程中固有的一个步骤。本章讨论关于微创主动脉瓣手术的麻醉和加强术后快速追踪的措施。

第4章——在接受微创主动脉瓣手术的患者中,插管和心肺旁路值得特别关注。从术前规划到手术过程,再到术后护理,每一个细节都必须得到细致的护理和关照。本章提供了几个实用的技巧和一个逐步指南,来帮助成功地完成插管且使风险降到最低,以优化心肺旁路的实施。同时讨论了不同技术的优缺点,为读者提供临床决策的相关背景信息。

第5章——本章讨论了各种主动脉瓣微创手术的历史、手术技术、前提、优缺点以及相关文献。

第6章——人们对心脏外科微创手术越来越感兴趣,特别是主动脉瓣疾病的治疗。目前有各种微创手术方式可供选择,其中,上半胸骨切开术已经成为最可靠的方法之一。患者受益于这一手术方法,其住院时间和在重症监护病房的时间大大缩短,受到的手术创伤相应减少,总成本也可降低。最近,最小手术入路与快速展开瓣膜的协同作用充分利用了这些创新的潜在优势。在本章中,我们概述了通过上半胸骨切开进行微创主动脉瓣置换术的方法和技术。此外,简要介绍了这些技术的发展历史,微创主动脉瓣置换术的产生,以及未来的发展方向。

第7章——尽管通过完全胸骨正中切口进行主动脉瓣置换(AVR)仍然是对主动脉瓣疾病治疗的"金标准",但是最近已经发展了几种微创方法。本章报告右前方小切口(ART)AVR的技术细节和术后结果。ART治疗带给患者更好的预后,其可降低死亡率和发病率,加快康复速度,减少输血量,降低房颤发生率,缩短住院时间和提升美观度。无缝合假体的引入扩大了ART微创AVR的适应证,并缩短了这些微创手术原有的长手术时间。

第8章——通过上"J"形切口(或上半胸骨切口)进行主动脉瓣置换的微创手术已经成为许多中心的常规方法,并取得了良好的效果。然而,在主动脉瓣再次手术的情况下,微创手术的潜在益处仍然值得怀疑,特别是在未闭的旁路移植情况下。与第一次手术相比,所有心脏再手术都增加了围术期发病率和死亡率。出于这个原因,标准方法仍然是全胸骨切开和外周插管术。另一方面,在这种情况下,采用微创方法可以使粘连最小剥离,从而降低出血和减少损伤未闭左乳内动脉移植物的风险。这项研究比较了重复主动脉瓣置换术中微创方法与标准方法的优缺点,突出了微创方法的困难和潜在的解决方案。

第 9 章——完全内镜主动脉瓣置换术(TEAVR)与经导管主动脉瓣置换术之间没有冲突,而是相互补充,因为作为外科治疗,TEAVR 在瓣膜替代物插入之前仍然可提供基础病理的去除。TEAVR 可以成为主动脉瓣置换术后早期恢复的手术参考方法。这种方法在使用无缝合假体时已经被证实是可行的。我们面临的挑战是如何安全地提高手术程序的可重复性。

第 10 章——早期临床证据表明,无缝合主动脉瓣假体同时适用于传统和微创手术,以最大限度地减少交叉钳夹和旁路时间,从而降低围术期风险。本章将概述无缝合或快速发展的主动脉假体的历史、合理性、现状和未来方向。

第 11 章——隐藏的胸主动脉瘤(TAA)对患者构成无声的潜在致命威胁。临床医生应该对可能有 TAA 的患者保持较高的临床怀疑指数,并在毁灭性并发症发生前提供及时的预防性手术干预。外科手术的一个重要目标是减少手术创伤,并为我们的患者实现更快的康复。本章描述了作者如何通过微创胸骨切开术进行微创主动脉手术的技术细节。手术包括 6 个主要步骤:①小胸骨切开;②插管;③主动脉根部显露;④"法式袖套"技术或双层吻合;⑤冠状动脉纽扣再植入;⑥半弓置换。操作的成功归因于仔细完成这些步骤。本章详细介绍了"法式袖套"技术,以展示如何改善近端环形吻合术的止血效果。

目 录

第 1 章

微创主动脉瓣手术程序的建立

Hunaid A. Vohra，Christopher P. Young

摘 要

本章我们将详细描述当前建立微创主动脉瓣置换手术的合理程序和理论方法,并将着重描述从经验中吸取的教训。希望本章能作为即将开展微创主动脉瓣手术外科医生的参考。尽管强调了一些技术上可能存在的失误,但主要目的是关注可能对成功开展微创主动脉瓣手术产生重要影响的非手术因素。

关键词:瓣膜,主动脉,手术程序,微创

简 介

在当前的国家卫生服务(NHS)环境中,引入新的程序或技术时,其临床效果和患者安全性至关重要。在此我们详细描述在当前建立微创主动脉瓣置换手术团队的合理程序和理论方法,分步骤地描述英国国家卫生服务中心的一个真实病例,报告了以这种方式建立的新程序所取得的成果,强调从经验中汲取的一些教训。希望本章能作为拟开展微创手术的外科医生制订微创主动脉瓣置换术(MIAVR)程序的参考模板。

建立需求

目前微创主动脉瓣置换术(MIAVR)是一个成熟的技术。继 20 世纪 80 年代后期普通外科的微创技术革命之后,1996 年,Cosgrove 和 Sabik[1]首次报道了胸骨旁入路微创主动脉瓣置换,后来逐渐演化为目前最流行的胸骨上段切口(UHS)入路和胸部右前切口(ART)入路。UHS 提供的术野可以轻松进行主动脉根部手术,对患者没有额外风险,外科医生对已经熟练掌握的技术进行稍微改进即可。这对选择微创手术的患者

来说,不仅促进了康复,而且增加了患者的治疗选择,改善了治疗体验。尽管单纯主动脉瓣置换术(AVR)适用于所有年龄段患者,但 MIAVR 特别适用于老年人、肥胖者、未戒烟者和呼吸功能不全的患者。与传统的常规胸骨切开术相比,UHS 使胸骨更加稳定,特别适用于胸骨开裂风险较高但准备接受传统主动脉瓣置换术的患者,而不应被考虑用于经导管主动脉瓣置换术(TAVR)的患者。一些研究表明,MIAVR 能缩短患者住院时间。随着人口日益老龄化以及紧缩的财政环境,减少 AVR 术后住院时间,即使是 1~2 天,都可以带来更好的整体临床结果和节约大量财力,这在开展心脏手术的单位准备开展 MIAVR 技术时将是一个关键优势。较小的瘢痕、较少的疼痛和失血也是其潜在的获益。在这项技术已经开展得很成熟的心脏中心,由于患者和心脏病专家对 MIAVR 的青睐,要求转诊进行 MIAVR 的需求越来越多。

培　训

建立培训需求也非常重要,不仅是外科医生,也包括麻醉医生、体外循环医师和实习医生在内的整个团队。在开展第一例手术之前,应组织所有相关学科人员进行现场教学(讲座、例证、视频等),使用理论信息和操作录像相结合的方法,以使团队熟悉流程以及注意可能发生的失误。强烈建议访问"MIAVR 中心"并参加针对新中心成立的课程学习。从外科角度来看,至少需要两名对微创手术感兴趣的外科医生,理想的组合是一位有丰富的主动脉瓣手术经验的医生搭配一名年轻医生。热情和智慧是开展这项技术所需的两个关键要素。在我们的经验中,高年资医生已经完成了数百例传统的主动脉瓣置换手术,并在英国的一个心脏中心观摩学习了 MIAVR。而年轻医生完成了超过 100 例常规主动脉瓣置换手术,还要完成开展新技术的相关培训:先是在欧洲某个心脏中心学习微创手术,然后在英国圣托马斯医院完成 MIAVR、TAVR 和瓣膜快速释放的培训。

医院批准新的手术程序

NIPAG 申请

在英国的大多数医院中,所有新的手术程序都需要得到相关委员会的事先批准,例如"新技术新程序顾问小组"(NIPAG)。如果顾问小组在其他国家或地区,则团队在实施 MIAVR 前要努力获得他们的批准,这非常重要。这确保了患者的安全,突出了临床监管并保证了质量控制。NIPAG 申请要求阐述新手术程序的适应证、预期优势、可能的并发症、总结循证基础、预期年手术例数、支持开展的同事姓名、实施手术的团队成员名单以及临床主任医生的支持信函。

同事的支持

理想的做法是,拟开展的新手术都应该与所有顾问级的外科同事正式讨论并寻求他们的支持,即使他们都不实施这项新手术。 应该在"准备"阶段确定实施新手术的医生名单。 一旦这个阶段通过并且 NIPAG 最终批准,其他外科医生也可以通过适当的内部培训来开始该手术。

指导专家

必须有一名在该领域具有丰富经验和声誉的指导专家,提供技术培训并在进行首例手术时进行监督。理想的指导专家应该是至少有一位外科医生曾经与之一起工作过或接受过其培训。

患者信息手册

NIPAG 还要求以患者容易理解的语言设计患者信息手册, 明确说明这是一项新的、但值得信任的技术,相关外科医生已接受了足够的培训,早期将在监督指导下开展此项手术。宣传手册使患者了解这项新技术为其带来的潜在益处,并且与传统手术相比,该技术不会使患者面临更高的风险。还应再次保证,如果发生严重并发症,将扩大切口以控制病情的发展。该信息手册旨在使患者了解"新技术",为他们提供一个额外的选择。

审核

NIPAG 还要求在完成前 20 例手术后提供单个患者审核和总结性审核。任何严重不良事件必须报告 NIPAG 并备案。这为最终项目的审批提供了基础。无论如何,一旦技术成熟,推荐每 6~12 个月进行一次发病率和死亡率的审核是最合理的做法。

费用

虽然可能涉及新的额外费用,但 UHS 技术的 MIAVR 通常可以在不需要任何特殊设备的情况下开展。应向医院管理部门确保,启动一项 MIAVR 计划,至少在其初始阶段应用 UHS 时,是不需要额外资金的。

启　动

团队内的沟通

在新手术程序开展之前，必须尽一切努力鼓励在宽松的环境中进行公开讨论，利用每一个机会突出对设备和培训的重视，并促进团队合作和鼓舞士气。如果缺乏先前积极经验，这种讨论会变得至关重要。在走廊和咖啡室经常进行的非正式讨论，以及定期咨询会、月度审核和其他临床管理会议上的正式讨论，其作用都不应该被低估。

患者选择

在初期(前20例)，患者的选择是关键。避免年龄过大、严重肥胖、目前未戒烟者和高风险患者。一旦新技术"启动并运行"，正是这类患者可能受益于MIAVR。技术开展的最初，皮肤切口可以比常规胸骨小切口手术做得稍长，因为这种微创手术本身并不因为皮肤切口小才对患者有益。微创主动脉瓣手术的患者选择流程图见图1.1。

指导专家的合同

由于指导专家可能在另一家医院工作，因此，他(她)将需要一份荣誉合同，以便能够来开展新手术程序的中心进行指导。为了保证各个环节的顺利进行，这份合同需要提前签署。虽然听起来很乏味，但通过两个医院的人力资源部门之间的沟通可以很容易地完成，尤其当他们在同一个国家时就更加容易。

团队情况通报会

在进行第一例手术之前，整个团队必须参加通报会(指导专家也在场)并确保所有的设备已准备就绪。重要的是，鼓励团队的所有成员在新技术方面提出问题，以便有机会进一步地强调可能的问题并促进团队成员的参与感。

前20例手术

我们团队的第一例手术是由高年资会诊医师主刀，指导专家为一助，初级顾问医师为二助完成的。第二例也由高年资会诊医师主刀，初级顾问医师为一助完成，指导者在台下全程观摩指导。在这些手术中，经常讨论操作的技术要点有很大帮助。此后，由前面的两名外科医生共同完成了3例(指导专家不在场)，前20例手术余下的部分均

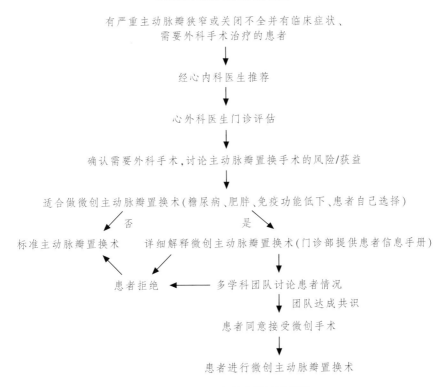

MIAVR 的患者选择流程图

有严重主动脉瓣狭窄或关闭不全并有临床症状、
需要外科手术治疗的患者

经心内科医生推荐

心外科医生门诊评估

确认需要外科手术,讨论主动脉瓣置换手术的风险/获益

适合做微创主动脉瓣置换术(糖尿病、肥胖、免疫功能低下、患者自己选择)

否　　　　　　　　　　是

标准主动脉瓣置换术　　详细解释微创主动脉瓣置换术(门诊部提供患者信息手册)

患者拒绝　　←　　多学科团队讨论患者情况

团队达成共识

患者同意接受微创手术

患者进行微创主动脉瓣置换术

图 1.1　MIAVR 患者选择的流程图。

由一名外科医生独立与另一名院内的后备外科医生完成。在前 20 例手术完成之后,审核报告应提交给 NIPAG 以获得最终批准。在开始阶段,主动脉阻断和手术操作时间都比传统的 AVR 长,但一旦克服学习曲线,手术时间就会迅速缩短。

技术难题举例

虽然不是本章的主要内容,但下面是一些在技术开展的早期阶段可能会遇到的难题,列举出来并简要说明如何解决。

暴露困难

通过延长皮肤切口的长度和(或)从 J 到 T 半胸骨切开术或胸骨切开术进入第 5 肋间,而不是第 3 或第 4 肋间。

右心房静脉管"妨碍操作"

使用扁平腔静脉插管,将其从牵开器下面连接到体外循环管道回路。

引流不通畅

可以选择使用两根相对较细的静脉插管来代替一根粗的插管。

难以放置心室起搏线

在移除主动脉阻断钳之前,心脏停搏状态下放置起搏线。

关键的经验教训

- 一定要和有经验的外科医师合作
- 指导专家至关重要
- 总是有强大的团队支撑
- 不要害怕术中转换手术方式
- 这个技术并不像听起来那么困难

结　论

在可以预见的未来,心脏手术界将不可避免地普遍采用 MIAVR 技术。从开展研究和注册的大数据来看,这是一项安全而合理的技术。一个思想开放、充满热情的团队,无疑将能够促进这种"新技术"的引入。对于一个准备开展微创主动脉外科的医生来说,"启动"阶段可能会让人望而生畏。然而,理智地开展工作无疑将会带来安全和良好的结果。

(马瑞彦　张波　译)

参考文献

[1] Cosgrove DM, 3rd, Sabik JF. Minimally invasive approach for aortic valve operations. *Ann Thorac Surg* 1996;62(2):596-7.

第2章

CT 成像及超声心动图在微创主动脉瓣置换术中的应用

Gabriel Loor, Eric E. Roselli

摘　要

　　与传统 AVR 相比,微创主动脉瓣置换术(MIAVR)具有减少疼痛、输血和资源消耗的优势。然而,如果手术部位暴露不佳,这些优势都无法实现。术前成像的质量决定着手术术野;如果能为合适的患者选择合适的手术暴露,MIAVR 变得和传统 AVR 一样切实可行。本章将回顾如何使用术前成像技术、高分辨率 CT 的 3D 重建技术以及超声心动图来综合决定患者选择、手术入路及术中方案。

　　关键词:微创介入,主动脉瓣置换术,CT,超声心动图

简　介

　　主动脉瓣置换术(AVR),包括自身瓣膜的切除和缝合固定,目前仍然是主动脉瓣疾病治疗的金标准,能最大程度上避免二次手术,且患者拥有最长的术后生存期[1,2]。微创主动脉瓣置换术(MIAVR)最初是一种高度专业化、仅有几个医师能够操作完成的手术,已经经历了长时间的发展。在正确使用术前成像、慎重选择患者和足够的临床经验支持情况下,MIAVR 的死亡率可以保持在 1%以下,即使有后续手术治疗[3]。现在,它已经成为众多心脏中心实施单纯 AVR 的替代治疗方式。现今,人们已无法接受因暴露不佳带来的并发症。本章将重点介绍我们实施 MIAVR 的手术方法,以及术前成像技术如何决定患者的筛选及手术入路的选择。

手术技术

在我们讨论成像的作用之前，我们将简要回顾一下微创技术，它已经较20世纪90年代Cosgrove和Sabik医生的原始描述有所改良[4]。最常用的暴露方式仍然是胸骨上半段切口（UHS）。典型的操作为，做一个起自胸骨角上两横指6~10cm的皮肤切口（图2.1A）[5]。在切口处的上缘及下缘向上提起皮下皮瓣，可以分别进入胸骨切迹和第4肋间隙（ICS）。切口美观是这项技术的一个重要特征，因此，切口需要尽量小。另一方面，无论手术切口有多大，胸骨切开的范围和位置都是固定不变的，我们相信微创手术的真正获益来自对胸壁呼吸生理的维护。皮肤切口达到8cm或更长，可以更好地显示主动脉以便插管，对于经验尚浅的术者这尤其重要，因为这能够确保手术的安全性。

仔细地切开第4肋间隙，使胸骨的右外侧边缘可见和可操作。从胸骨切迹处用电刀沿胸骨正中线向下做切口至第4肋间隙上缘水平。接着向胸骨右侧倾斜到第4肋间隙，做所谓的"J"形切口。停止膨肺，胸骨锯自胸骨切迹开始沿着切口向下，并倾斜到第4肋间隙（图2.1B）。相较于使用两把电锯做右侧垂直拐角的"反向L"形切口，我们更喜欢一把电锯做的"J"形切口，因为"J"形切开后的胸骨更规则。相对于前两者，我们不喜欢采用"倒T"形切口，因其需要横断胸骨，破坏了胸壁的完整性。在这些操作中，要注意避免损伤皮肤和右侧胸廓内动脉。

一旦胸骨切开术完成后，即刻止血，并对胸骨边缘进行仔细检查，以确保乳内动脉和静脉不受损伤。如果累及了乳内动静脉，应该予以分离并分别结扎防止出血。接着，放置一个小型的胸骨撑开器并逐渐打开。我们需要避免皮肤的过度牵引损伤。沿中线分离胸腺，暴露心包。应严格外科止血，因为在微创手术视野中，任何出血点对视野的负面影响都可被放大。向下尽可能往远处分离，向上尽可能靠近无名静脉上方打开心包。在心包的两侧均做三个缝合悬吊心包。因为麻醉作用，随着心包被悬吊，血压可能下降。所以根据需要，适当静脉注射升压剂及扩容。停止膨肺，移走撑开器，提高心包缝合线，并紧紧地将它们固定在无菌毛巾或缝合到皮肤边缘。然后将撑开器重新插入心包内，手术视野暴露完成（图2.1C）。

对于右胸前外侧切口（ART），我们在右第2肋间隙做6cm切口。在避免损伤骨膜和软骨的情况下，切断第3肋骨头与胸骨的连接，更好地暴露手术区。在肋间隙内插入一个软组织撑开器后，插入小型胸骨撑开器并逐渐撑开。打开心包，折叠心包牵拉缝线以将主动脉拉入手术视野。特定的辅助器械，比如轻型的撑开器；自动缝合器，如Cor-knot（LSI solutions，Victor，NY）；或使用新型的免缝合生物瓣膜，均可以改善微创手术入路。肋骨通常用金属钢板被重新固定到胸骨上。

外周插管是一种选择，但我们更倾向于中心插管，因为在这类有主动脉钙化及脑

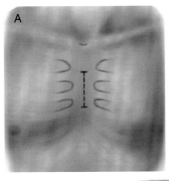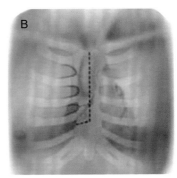
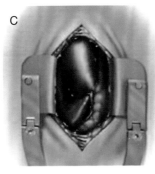

图 2.1　手术技术。(A)皮肤切口;(B)胸骨切开术("J"形切口);(C)最终暴露范围。(Reprinted With permission Malaisrie et al. JTCVS 2014 [30])

卒中风险的患者中,动脉粥样硬化很常见。在大多数传统的心脏手术中,逆行灌注是我们首选的心肌保护的方法,但在 MIAVR 中它并不是完全可靠的。在 AVR 中,不充分的心脏停搏的后果是毁灭性的。因此,我们通常逆行灌注停搏液进行诱导,然后是间歇性直接灌注到左右冠状动脉窦。最近,我们使用单剂量的 Del Nido 心脏停搏液来确保 1~1.5 小时不间断的心脏停搏间期。Mick 等最近进行的一项研究显示,Del Nido 试剂与改良的 Buckberg 试剂相比,能减少手术时间,在左心室射血分数、心肌肌钙蛋白、术后死亡率方面无明显差异[6]。

　　常规行 AVR 术。可使用任何主动脉切开方式,有时也需要行根部扩张。缝合处保留的缝线有助于抬高瓣环平面以方便操作。完成了全瓣膜切除术和清创术,我们再次检查所有的钙化碎片是否已经被冲洗和吸净了。需要小心翼翼确保缝合的准确性和对称性。我们一般不使用肺静脉插管,所以暴露右上肺静脉不是强制性的。我们在左心室流出道中使用了一种柔软的引流导管来替代。有经验的术者做微创切口的时间接近全胸骨切开时间。

MIAVR 的优势

术前成像耗时耗力,花费高,因此我们必须阐述前成像给 MIAVR 带来的获益以证明其必要性。这里我们列举了一些 MIAVR 与传统 AVR 的比较数据。

Tabata 等回顾了 1000 例微创主动脉瓣手术,结果显示手术死亡率为 1.9%,10 年生存率为 88%[7]。胸骨深部伤口感染、肺炎和二次手术止血的发生率分别为 0.5%、1.3% 和 2.4%。最近的临床研究表明,即使有后续手术,手术死亡率也低于 1%[1]。Bakir 等注意到,与传统的 AVR 相比,MIAVR 能降低血液使用量,减少患者的住院时间[8]。最近一篇对布莱根妇女医院临床病例的回顾性分析显示,MIAVR 减少了患者的输血量,以及减少患者的重症监护病房和医院的住院时间[9]。Ghanta 等回顾了 289 对倾向性配对的病例,研究表明接受 MIAVR 的患者输血量、使用呼吸机和住院时间均减少,以及治疗成本约降低了 1891 美元[10]。Gilmanov 等对 182 对配对的病例分析表明,与传统的 AVR 相比,接受 MIAVR 的患者心房颤动发生率和输血量均降低[11]。另外几位研究者也报告了 MIAVR 类似的优点[12-15]。

并不是所有的研究都认为 MIAVR 具有巨大的优势。Phan 等对 6 个研究数据库进行贝叶斯荟萃分析。他们发现,相较于传统 AVR 术,ART 入路的主动脉阻断时间和体外循环时间均有所延长,但 UHS 入路与之相仿[16],其他的短期结局均无明显差异。Phan 等进行的一项更大的荟萃分析显示,所有比较 MIAVR 和传统 AVR 的研究证据等级都不高[17]。他们的结论是:MIAVR 与 AVR 死亡率相当,但可以减少患者重症监护病房时间(大约半天)、住院时间(大约一天),以及肾衰竭、输血和疼痛的发生率。Stamou 等回顾性分析了 500 例 AVR 病例后发现,在控制患者的风险因素后,患者输血量无显著差异[18]。Detter 等比较了 70 例 MIAVR 和 AVR 病例,两组患者在 8 种生活质量指标、患者的满意度、外观方面均没有任何差异。这些相反结果的研究警示,外科医生应通过优化术前计划来尽可能降低发病率。很难判定不同暴露范围手术与并发症的相关性。

术前成像的应用更能促进微创手术的迅速发展。随着其他 AVR 技术的发展,这一趋势将变得越来越明显。像 Perceval(LivaNova,Milano,Italy)这样的无缝合、可分解瓣膜,可通过一个穿刺小切口输送到纵隔腔内[19-22]。Miceli 等发现,在高危患者中,与经导管主动脉瓣置换术(TAVR)相比,MIAVR 更具优势[23]。他们报道,脑卒中、死亡率、瓣周漏及两年生存率在两者中分别为 5.4%,0%;8%,0%;27%,0%;66%,91%。此外,Gosev 等最近还发现,MIAVR 之后行二次 AVR 较传统胸骨切开术后再行 AVR 预后更好[24]。他们发现前者手术时间更短,排气时间更短,长期生存情况更好(5 年生存率 MIAVR

组为 100%,而传统胸骨切开术组为 85%)。微创手术有几个潜在的优势,但如果术中暴露不佳或体外循环支持技术不充分,这些优势都无法实现。

暴露不佳的潜在风险

即使是有经验的术者,转换为全胸骨切开术的概率也占 1%~8%[25,26]。然而因微创手术暴露不佳被迫转换为全胸骨切开术时,这类患者的死亡率可高达 33%[27]。转换为开胸术的最常见原因为不理想的手术暴露,而室性心律失常、心肌功能障碍和出血等为其他原因。

主动脉插管可能因位置太深或者因血管内有钙化而不易操作。心房插管位置也可能太远而不易触及。这些常见的问题应当有几套备选方案以保证 MIAVR 的顺利实施,但这些情况最好在术前就能预判并做好准备。过于远离术野的主动脉瓣环,会为安全地彻底清除钙化、缝合以及放置瓣膜增加困难。暴露不佳常导致瓣周漏和冠脉闭塞。一组病例报道发现,在同一手术操作环境下,多达 6% 的 MIAVR 手术中我们需要做出改良或转换。

术前 CT 成像

适宜的术野暴露受术中两个因素影响:①升主动脉及右心房是否被暴露完全并方便术者插管;②阻断主动脉和心脏停搏后是否很好地暴露主动脉瓣环并方便术者操作。自 2006 年以来,我们越来越多地采用计算机断层扫描(CT)来评估患者的最佳手术暴露视野,以判断可否接受微创瓣膜手术。我们注意到患者的解剖结构差异性很大;适合某些患者的暴露方式不一定适合其他患者。详细的术前计划减少了意料之外的中转为全胸骨切开术的概率。适宜的术野暴露,使 MIAVR 与传统 AVR 的操作难度与手术风险相仿。这一结论同样适用于具有不同风险因素或生活习惯的患者,包括病态肥胖和胸壁畸形,如漏斗胸。

如前所述,有几种常见的暴露方法,包括:①右侧第 4 肋间隙的传统胸骨上半段切口(UHS,"J"形切口);②右侧第 5 肋间隙的扩大型上半段切口;③右侧第 2 或第 3 肋间隙的胸骨下半段切口("倒 J"形),第 2 肋间隙的右胸前外侧切口(ART);④小切口(11cm)全胸骨切开术;⑤常规全胸骨切开术。最近一种机器人辅助的开胸方式成为研究热点。要点就是选择一种既具有微创手术的优点,又能保证手术操作安全性的手术暴露方式。

Ammar 等在 1998 年首次描述了运用平扫 CT 来为 MIAVR 手术做规划[28]。他们运用术前 CT 扫描识别了患者解剖结构和主动脉瓣环位置的变异。他们根据患者的解剖结构调整了切口,没有病例需要延长切口或者改变暴露方式。目前,其他术者也提倡将术前 CT 检查纳入 MIAVR 的标准手术计划方案[29-33]。

离线三维 CT 重建技术的问世简化了我们规划心脏手术的难度。移除骨和移除软组织技术使外科医生可以从任何角度从皮肤到主动脉环逐层淡化观察 (图 2.2A–C)。三维重建时,通过静脉注射对比剂,可增强主动脉及其周围结构的差异。大多数接受 AVR 患者需要在手术前接受增强冠状动脉造影,与 CT 平扫进行对比以避免过度曝光带来的影响。另外,心脏 MRI 虽然更贵,但可为术前决定手术切口提供细节性的依据。

为了便于说明,我们将回顾 4 例用术前 CT 检测到的解剖变异[32]。我们利用三维重建的对比增强多排螺旋 CT (MDCT)。所有的病例都使用 iCT-256 层扫描器(Phillips,Andover,Massachussetts)来获取术前的横切面图像。小对比剂量 CT 使血管和骨骼更加清晰。多平面重建、最大强度投影、体积重建和离线后三维处理在一个独立工作站完成(AcquariusNET,TeraRecon,Inc,San Mateo,California),外科医生在门诊部和手术室的电脑都可以访问。

在第一张 CT(图 2.3A)中,主动脉瓣环处于第 4 肋间隙上方,胸骨中段水平。标准 UHS 入路是这种情况最理想的选择。UHS 入路和传统 AVR 在暴露主动脉环和插管位置无差异。值得注意的是,主动脉在第 2 肋间水平偏向右侧,因此也可以考虑行 ART。

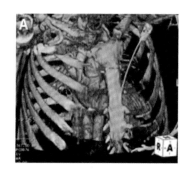
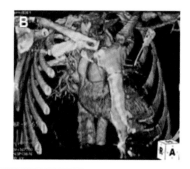
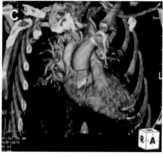

图 2.2 离线三维 CT 重建允许逐步移除骨骼和软组织(A–C),提供皮肤到瓣环的路径图来指导手术。

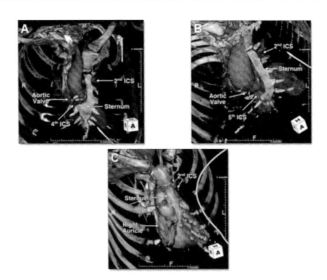

图 2.3　三维重建 CT 显示人体解剖变异。(A)瓣环在正常部位,位于胸骨中线,第 4 肋间水平。一个切口至第 4 肋间的标准 MIAVR 可以提供适宜的暴露范围。(B)瓣环位置略低于正常部位。骨架间隙提示延长切口至第 5 肋间隙可以提供适宜的暴露范围。(C)瓣环远低于正常位置且靠近剑突。骨架间隙提示至第 2 或第 3 肋间的倒置胸骨下半段切开术可以提供适宜的暴露范围。(Reprinted with permission. Loor G and Roselli E,*JACC*:Imaging 2013[32])

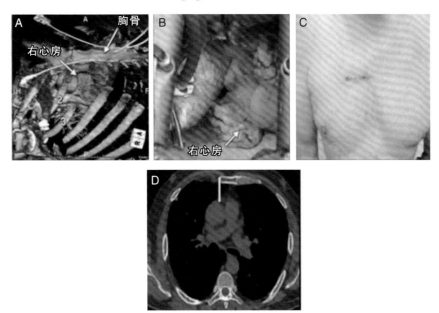

图 2.4　右侧胸廓切开术术野(A–C)。三维重建和模拟方案表明,这个主动脉偏向右侧的患者,右侧开胸途径是最理想的。(Reprinted with permission,Loor G and Roselli E,*JACC* 2013[32])。(D)右侧胸骨缘向主动脉作垂线,显示超过 50%的主动脉在垂线右侧,这表明右胸前外侧切口最适宜。(Reprinted with permission. Glauber et al. JTCVS 2011[34])

下一个病例(图 2.3B)显示的主动脉瓣环靠近第 5 肋间。传统的全胸骨切开术、小切口(11cm)全胸骨切开术或者经第 5 肋间隙行 MIAVR 都可以作为手术方案。经第 5 肋间隙行胸骨切开术,切口略长于第 4 肋间的标准 UHS 入路,但可以避免行全胸骨切开术,并允许更小的皮肤切口(8cm)。虽然这并不常见,但扩张第 5 肋间隙比第 4 肋间隙容易。这个瓣膜解剖结构暴露很好,方便切除操作。第三例患者(图 2.3 C),由于升主动脉动脉瘤,他的瓣环平面几乎处于剑突的水平。对于这个患者,我们实施了右侧第 3 肋间"倒 J"形胸骨下半段切口。术野暴露极佳。

最后一个病例显示,患者的主动脉及瓣环抬高,接近右侧第 3 肋肋骨头(图 2.4A–C)。这位患者非常适合接受 ART 术。我们可以很容易地行主动脉阻断和灌注心肌停搏液。如果不能安全地实现中心插管,则可以通过对胸部、腹部和骨盆进行影像检查以评估是否能行外周插管。

患者术前成像的一些指标有助于决定选择何种暴露方式。例如,如果主动脉瓣环在第 4 肋间水平上方,处在胸骨正中水平或偏左侧,适宜选择标准 UHS 入路,偏向右侧时宜行 ART 入路;如果主动脉瓣环低于第 5 肋间隙,首选扩大型胸骨上半段切口;当升主动脉低于第 2 肋间时,选择"倒 J"形胸骨切开术。目前还没有公开发表的指南,以上经验只能作为一般的指导方针。随着使用 CT 来指导术前决策,从而辅助暴露手术视野的临床经验增加,我们可以更好地为每个患者量身定制不同的诊疗方案。通过移除软组织和骨头来操纵 3D 图像,我们可以模拟每个患者的手术暴露范围,从而可确认特定的手术暴露方案是否适用该患者。

即使没有图像重建,粗略测量图像上的一些数据也可以指导外科医生选择切口方式。例如,Glauber 等认为,在横切面上,如果超过一半的升主动脉位于从胸骨右缘右侧(图 2.4D),选择 ART 入路是合理的[34]。

术前 CT 扫描还可以提供其他决策依据。它可以显示出钙化的范围,或累及流出道的范围,冠状动脉与主动脉环的位置,以及瓣环内径[35]。了解环的大小可以辅助决定是否需要行根部扩张术。CT 可以通过判别主动脉是否存在斑块,以及斑块与主动脉插管位置的距离来决定体外循环的策略。对于二次手术,CT 是必不可少的,它可以显示重要结构与胸骨间的距离[36]。因此,术前 3D 重建的胸部增强 CT 可以提示术中的潜在风险。

超声心动图和 MIAVR

超声心动图对 MIAVR 的手术规划和术中操作也起着重要的作用。经胸壁超声心动图(TTE)可以确定瓣膜病的存在和严重程度。它显示了瓣膜及瓣膜下结构的解剖细节。它揭示跨瓣膜压差及瓣膜增厚情况，可能影响手术方式的选择。它还显示了主动脉关闭不全的程度，这可能提示在 MIAVR 术中对心肌保护的影响。例如，对于中至重度主动脉关闭不全的患者，在对其近端升主动脉插管时，Del Nido 心脏停搏液的灌注可能受到影响，因为当心脏跳动足够慢时，停搏液会直接进入冠状动脉窦。

当逆行灌注心脏停搏液至静脉窦是心肌保护的首选方式时，经食管超声心动图(TOE) 有助于逆行灌注管的放置和对冠状静脉窦的定位。先从侧孔注入空气，接着插入带有超声波不穿透尖端的导管，可帮助经食管超声定位。Demirsoy 等报道，经食管超声引导特殊导管逆行灌注心脏停搏液的技术具有 85% 的成功率[37]。

超声心动图可以测量术前心肌功能的各项指标。射血分数很低的患者最好接受传统的全胸骨切开术，这取决于患者的实际病情和外科医生的经验。MIAVR 的主动脉阻断时间及体外循环时间会延长，心肌保护的效果也不如全胸骨切开暴露整个心脏时理想。低 EF 患者不能耐受长时间手术以及心肌保护效果偏差。

众所周知，超声心动图对于评估 MIAVR 术中循环恢复后的心脏功能及排气的效果很有效。最近，Secknus 等[38]在一项研究中证明了这一点。超声心动图还提示在临床6% 的病例中，需要额外修复瓣膜。心外膜超声心动图通过揭示主动脉斑块来决定主动脉插管的位置[39]。因此，术前和术中超声心动图有助于探测瓣膜病理结构、心脏功能、逆行性灌注时定位冠状窦位置，以及确保安全插管和排气。超声心动图在为 MIAVR这类特殊切口手术的术前规划中起一定的作用。

MIAVR 以及其他手术方式

术前影像资料也有助于决策行其他手术方案的可能性。例如，如果术前 CT 扫描判定主动脉瘤和瓣膜处于微创性切口的手术视野内，可以微创修复升主动脉动脉瘤(http://www.ctsnet.org/article/mini-sternotomy-hemiarch-and-bicuspid-aorticvalve-bav-repair)[40]。我们也可以通过微创方式安全地进行心脏停搏手术，但应当使用术前 CT 规划手术入路。也可以通过 UHS 入路对患者行二次 AVR 手术。瓣环在 CT 图像上应当处于第 4 肋间水平以上。CT 上其他信息如无名静脉和其他重要结构的位置将决定再次开胸的方式[41,42]。甚至有报道心脏移植患者接受 MIAVR 二次手术[43]。在一项 54 例患者的早期研究中，Svensson 等报道 33% 的患者行二次手术，28% 行复合瓣膜置换术，以及 6% 行象鼻术。患者生存率为 96%，脑卒中 3.7%，中位循环停顿时间为 20 分钟，而平均输血量为 1.3 个单位[44]。

有适宜解剖结构的患者，即使是双瓣病变，也可实施微创手术。在 20 多年期间，Cleveland 心脏中心已经成功使用 UHS 入路治疗双瓣膜病。此外，Lamelas 还发表了他的"迈阿密方法",即通过 ART 入路来行双瓣置换术[45]。术前成像可用来筛选适合这种方案的患者。修复中度二尖瓣反流的瓣叶,例如 Alfieri 缝合法,当瓣环和环下结构暴露合适时,也可以采用微创切口[46]。这种方法不适用于有严重二尖瓣瓣环钙化或小叶钙化的患者。

也有报道采用 MIAVR 的切口实施其他的一些手术。如果暴露适宜[8],可以顺利地进行纤维瘤的切除[47],根部置换和修复[7],以及改良后的迷宫手术。对于这些多步骤的手术操作,暴露范围一定要足够,并且心肌保护方式要合适。如果顾虑较长时间的手术对心肌保护有影响,最好使用常规的全胸骨切开术。

总　结

总之,与传统的 AVR 相比,MIAVR 可降低输血量,缩短住院时间、使用呼吸机时间、术后康复时间和缓解术后疼痛。这些优点在经验丰富的外科医生的病例报道中最为显著。在手术视野暴露不足时,传统全胸骨切开术是替代方案。目前的技术能对术前的 CT 图像进行快速的处理分析,提供精准的三维重建,从而决定患者是否适宜接受MIAVR,以及 MIAVR 的最佳实施方案。除了瓣膜的形态学和病理学的细节外,超声心动图还可为医生决策灌注停搏液以及插管方案提供有用的参考信息。为了给患者提供最安全的 MIAVR 治疗,术前成像是必须进行的。

(丁庆伟　周鹏宇　译)

参考文献

[1] Johnston DR, Soltesz EG, Vakil N, Rajeswaran J, Roselli EE, Sabik JF 3rd, Smedira NG, Svensson LG, Lytle BW, Blackstone EH. Long-term durability of bioprosthetic aortic valves: implications from 12,569 implants. *The Annals of thoracic surgery* 2015;99(4):1239-1247.

[2] McClure RS, Narayanasamy N, Wiegerinck E, Lipsitz S, Maloney A, Byrne JG, Aranki SF, Couper GS, Cohn LH. Late outcomes for aortic valve replacement with the Carpentier-Edwards pericardial bioprosthesis: up to 17-year follow-up in 1,000 patients. *The Annals of thoracic surgery* 2010;89(5):1410-1416.

[3] Johnston DR, Roselli EE. Minimally invasive aortic valve surgery: Cleveland Clinic experience. *Annals of cardiothoracic surgery* 2015; 4(2):140-147.

[4]   Cosgrove DM, 3rd, Sabik JF. Minimally invasive approach for aortic valve operations. *The Annals of thoracic surgery* 1996;62(2):596-597.

[5]   Mihaljevic T, Gillinov MA, Cosgrove DM. Minimally invasive aortic valve replacement. *Multimedia manual of cardiothoracic surgery: MMCTS/European Association for Cardio-Thoracic Surgery* 2006;2006 (315):mmcts 2005 001131.

[6]   Mick SL, Robich MP, Houghtaling PL, Gillinov AM, Soltesz EG, Johnston DR, Blackstone EH, Sabik JF 3rd. Del Nido versus Buckberg cardioplegia in adult isolated valve surgery. *The Journal of thoracic and cardiovascular surgery* 2015;149(2):626-634.

[7]   Tabata M, Umakanthan R, Cohn LH, Bolman RM 3rd, Shekar PS, Chen FY, Couper GS, Aranki SF. Early and late outcomes of 1000 minimally invasive aortic valve operations. *European journal of cardio-thoracic surgery* 2008;33(4):537-541.

[8]   Bakir I, Casselman FP, Wellens F, Jeanmart H, De Geest R, Degrieck I, Van Praet F, Vermeulen Y, Vanermen H. Minimally invasive versus standard approach aortic valve replacement: a study in 506 patients. *The Annals of thoracic surgery* 2006;81(5):1599-1604.

[9]   Neely RC, Boskovski MT, Gosev I, Kaneko T, McGurk S, Leacche M, Cohn LH. Minimally invasive aortic valve replacement versus aortic valve replacement through full sternotomy: the Brigham and Women's Hospital experience. *Annals of cardiothoracic surgery.* 2015;4(1):38-48.

[10]   Ghanta RK, Lapar DJ, Kern JA, Kron IL, Speir AM, Fonner E Jr, Quader M, Ailawadi G. Minimally invasive aortic valve replacement provides equivalent outcomes at reduced cost compared with conventional aortic valve replacement: A real-world multi-institutional analysis. *The Journal of thoracic and cardiovascular surgery* 2015; 149(4):1060-1065.

[11]   Gilmanov D, Bevilacqua S, Murzi M, Cerillo AG, Gasbarri T, Kallushi E, Miceli A, Glauber M. Minimally invasive and conventional aortic valve replacement: a propensity score analysis. *The Annals of thoracic surgery* 2013;96(3):837-843.

[12]   Hiraoka A, Totsugawa T, Kuinose M, Nakajima K, Chikazawa G, Tamura K, Yoshitaka H, Sakaguchi T. Propensity Score-Matched Analysis of Minimally Invasive Aortic Valve Replacement. *Circ J* 2014; 78(12):2876-81.

[13]   Sharony R, Grossi EA, Saunders PC, Schwartz CF, Ribakove GH, Culliford AT, Ursomanno P, Baumann FG, Galloway AC, Colvin SB. Minimally invasive aortic valve surgery in the elderly: a case-control study. *Circulation* 2003;108 Suppl 1:II43-47.

[14] Liu J, Sidiropoulos A, Konertz W. Minimally invasive aortic valve replacement (AVR) compared to standard AVR. *European journal of cardio-thoracic surgery* 1999;16 Suppl 2:S80-83.

[15] Svensson LG, D'Agostino RS. Minimal-access aortic and valvular operations, including the "J/j" incision. *The Annals of thoracic surgery* 1998;66(2):431-435.

[16] Phan K, Xie A, Tsai YC, Black D, Di Eusanio M, Yan TD. Ministernotomy or minithoracotomy for minimally invasive aortic valve replacement: a Bayesian network meta-analysis. *Annals of cardiothoracic surgery* 2015;4(1):3-14.

[17] Phan K, Xie A, Di Eusanio M, Yan TD. A meta-analysis of minimally invasive versus conventional sternotomy for aortic valve replacement. *The Annals of thoracic surgery.* 2014;98(4):1499-1511.

[18] Stamou SC, Kapetanakis EI, Lowery R, Jablonski KA, Frankel TL, Corso PJ. Allogeneic blood transfusion requirements after minimally invasive versus conventional aortic valve replacement: a risk-adjusted analysis. *The Annals of thoracic surgery.* 2003;76(4):1101-1106.

[19] Santarpino G, Pfeiffer S, Sirch J, Vogt F, Concistre G, Fischlein T. Minimally invasive aortic valve replacement with Perceval valves: first clinical experience. *J Cardiovasc Med (Hagerstown)* 2014;15(3):230-234.

[20] Miceli A, Santarpino G, Pfeiffer S, Murzi M, Gilmanov D, Concistré G, Quaini E, Solinas M, Fischlein T, Glauber M. Minimally invasive aortic valve replacement with Perceval S sutureless valve: early outcomes and one-year survival from two European centers. *The Journal of thoracic and cardiovascular surgery* 2014;148(6):2838-2843.

[21] Shrestha M, Timm R, Höffler K, Koigeldiyev N, Khaladj N, Hagl C, Haverich A, Sarikouch S. Minimally invasive aortic valve replacement with self-anchoring Perceval valve. *The Journal of heart valve disease.* 2013;22(2):230-235.

[22] Santarpino G, Pfeiffer S, Vogt F, Hinzmann M, Concistre G, Fischlein T. Advanced age per se should not be an exclusion criterion for minimally invasive aortic valve replacement. *The Journal of heart valve disease.* 2013;22(4):455-459.

[23] Miceli A, Gilmanov D, Murzi M, Marchi F, Ferrarini M, Cerillo AG, Quaini E, Solinas M, Berti S, Glauber M. Minimally invasive aortic valve replacement with a sutureless valve through a right anterior minithoracotomy versus transcatheter aortic valve implantation in high-risk patients. *European journal of cardio-thoracic surgery* 2015 Jun 25. pii: ezv210. [Epub ahead of print].

[24] Gosev I, Neely RC, Leacche M, McGurk S, Kaneko T, Zeljko D,

Loberman D, Javed Q, Cohn LH, Aranki SF.. The impact of a minimally invasive approach on reoperative aortic valve replacement. *The Journal of heart valve disease* 2015;24(2):181-186.

[25] Moscoso Luduena M, Rastan AJ. Complications and conversions in minimally invasive aortic valve surgery. *Annals of cardiothoracic surgery* 2015;4(1):94-98.

[26] Borger MA, Moustafine V, Conradi L, Knosalla C, Richter M, Merk DR, Doenst T, Hammerschmidt R, Treede H, Dohmen P, Strauch JT. A randomized multicenter trial of minimally invasive rapid deployment versus conventional full sternotomy aortic valve replacement. *The Annals of thoracic surgery* 2015;99(1):17-25.

[27] Tabata M, Aranki SF, Fox JA, Couper GS, Cohn LH, Shekar PS. Minimally invasive aortic valve replacement in left ventricular dysfunction. *Asian cardiovascular & thoracic annals* 2007;15(3):225-228.

[28] Ammar R, Porat E, Eisenberg DS, Uretzky G. Utility of spiral CT in minimally invasive approach for aortic valve replacement. *European journal of cardio-thoracic surgery* 1998;14 Suppl 1:S130-133.

[29] Baumgartner WA, Burrows S, Del Nido PJ, Gardner TJ, Goldberg S, Gorman RC, Letsou GV, Mascette A, Michler RE, Puskas JD, Rose EA, Rosengart TK, Sellke FW, Shumway SJ, Wilke N; National Heart, Lung, and Blood Institute Working Group on Future Direction in Cardiac Surgery. Recommendations of the National Heart, Lung, and Blood Institute Working Group on Future Direction in Cardiac Surgery. *Circulation* 2005;111(22):3007-3013.

[30] Malaisrie SC, Barnhart GR, Farivar RS, Mehall J, Hummel B, Rodriguez E, Anderson M, Lewis C, Hargrove C, Ailawadi G, Goldman S, Khan J, Moront M, Grossi E, Roselli EE, Agnihotri A, Mack MJ, Smith JM, Thourani VH, Duhay FG, Kocis MT, Ryan WH. Current era minimally invasive aortic valve replacement: techniques and practice. *The Journal of thoracic and cardiovascular surgery* 2014;147(1):6-14.

[31] Plass A, Scheffel H, Alkadhi H, Kaufmann P, Genoni M, Falk V, Grünenfelder J. Aortic valve replacement through a minimally invasive approach: preoperative planning, surgical technique, and outcome. *The Annals of thoracic surgery* 2009;88(6):1851-1856.

[32] Loor G, Desai MY, Roselli EE. Pre-operative 3D CT imaging for virtual planning of minimally invasive aortic valve surgery. *JACC: Cardio-vascular Imaging.* 2013;6(2):269-71.

[33] Loor G, Roselli EE. Imaging and minimally invasive aortic valve replacement. *Annals of cardiothoracic surgery.* 2015;4(1):62-66.

[34] Glauber M, Miceli A, Bevilacqua S, Farneti PA. Minimally invasive

aortic valve replacement via right anterior minithoracotomy: early outcomes and midterm follow-up. *The Journal of thoracic and cardiovascular surgery.* 2011;142(6):1577-1579.

[35] Schoenhagen P, Tuzcu EM, Kapadia SR, Desai MY, Svensson LG. Three-dimensional imaging of the aortic valve and aortic root with computed tomography: new standards in an era of transcatheter valve repair/implantation. *European heart journal.* 2009;30(17):2079-2086.

[36] Roselli EE, Pettersson GB, Blackstone EH, Brizzio ME, Houghtaling PL, Hauck R, Burke JM, Lytle BW. Adverse events during reoperative cardiac surgery: frequency, characterization, and rescue. *J Thorac Cardiovasc Surg* 2008;135(2):316-23, 323.e1-6.

[37] Demirsoy E, Ozbek U, Bayindir O, Sonmez B. Clinical experience with coronary sinus catheterization in minimally invasive aortic valve surgery under transesophageal echocardiography guidance. *Int J Cardiovasc Imaging* 2002;18(6):453-455.

[38] Secknus MA, Asher CR, Scalia GM, Cosgrove DM, 3rd, Stewart WJ. Intraoperative transesophageal echocardiography in minimally invasive cardiac valve surgery. *J Am Soc Echocardiogr* 1999;12(4):231-236.

[39] Davila-Roman VG, Phillips KJ, Daily BB, Davila RM, Kouchoukos NT, Barzilai B. Intraoperative transesophageal echocardiography and epiaortic ultrasound for assessment of atherosclerosis of the thoracic aorta. *Journal of the American College of Cardiology* 1996;28(4):942-947.

[40] Roselli EE. Interventions on the aortic valve and proximal thoracic aorta through a minimally invasive approach. *Annals of cardiothoracic surgery.* 2015;4(1):81-84.

[41] Mikus E, Calvi S, Tripodi A, Dozza L, Lamarra M, Del Giglio M. Minimally invasive reoperative aortic valve replacement. *Annals of cardiothoracic surgery* 2015;4(1):67-70.

[42] Pineda AM, Santana O, Lamas GA, Lamelas J. Is a minimally invasive approach for re-operative aortic valve replacement superior to standard full resternotomy? *Interactive cardiovascular and thoracic surgery.* 2012;15(2):248-252.

[43] Vistarini N, D'Armini AM, Pellegrini C, Aiello M, Toscano M, Minzioni G, Viganò M. Minimally invasive aortic valve replacement in a transplanted heart. *The Annals of thoracic surgery* 2010;90(5):1688-1690.

[44] Svensson LG, Nadolny EM, Kimmel WA. Minimal access aortic surgery including re-operations. *European journal of cardio-thoracic surgery* 2001;19(1):30-33.

[45] Lamelas J. Minimally invasive concomitant aortic and mitral valve surgery: the "Miami Method." *Annals of cardiothoracic surgery* 2015;

4(1):33-37.

[46] Mihos CG, Santana O, Brenes JC, Lamelas J. Outcomes of transaortic edge-to-edge repair of the mitral valve in patients undergoing minimally invasive aortic valve replacement. *The Journal of thoracic and cardiovascular surgery* 2013;145(5):1412-1413.

[47] Hsu VM, Atluri P, Keane MG, Woo YJ. Minimally invasive aortic valve papillary fibroelastoma resection. *Interactive cardiovascular and thoracic surgery* 2006;5(6):779-781.

第 **3** 章

微创主动脉瓣手术的麻醉和快速康复

Ben Gibbison

摘 要

微创手术的主要目的是减少组织创伤。这意味着更小的炎症反应和更快速的康复。最重要的是,微创手术旨在改善患者体验——疼痛更少、感觉更好,并可以更快地回归正常生活。而且,这也与鼓励医疗卫生机构减少患者的住院时间和提高医疗效率的宗旨相一致。微创手术的目标是通过减少重症监护和住院时间来促进患者的康复。本章将讨论微创主动脉瓣手术的麻醉以及术后快速康复的措施。

关键词:麻醉,快速康复,微创,主动脉,瓣膜

简 介

组织创伤、呼吸动力学变化以及炎症激活越少,术后问题就越少。这在经股动脉经导管主动脉瓣植入的患者身上得到验证,没有体外循环和胸骨切开造成的炎症反应,患者常规可以在术后第 2 天出院。

传统做法上,心脏手术患者会使用高剂量阿片类药物来消除手术创伤引起的神经-激素反应。该方法的代价是患者术后需要重症监护和机械通气。在 20 世纪 90 年代,快速康复心脏外科手术作为一种以有限的资源来满足日益增长的需求的方式出现。在一些心脏中心,快速拔管指手术结束后即拔除气管插管,并在重症监护病房外专门的麻醉后护理部提供术后护理[1]。

微创主动脉瓣手术的麻醉

患者选择

患者的选择是促进患者围术期康复的关键环节。理论上，所有的择期手术患者都适于快速康复手术——最佳的术前准备、ICU 住院时间缩短和术后活动量的提高可使高风险患者从中获益，尽管再次收住 ICU 则会导致预后不良。以下列出了快速康复手术失败的预测因素，应严格执行这些标准，即只要患者在任何阶段符合下列标准之一，则应退出快速康复手术程序。

- 左心室功能严重受损(<30%)[5]；
- 手术时间长(> 4 小时 30 分钟)[6]；
- 体外循环时间长(> 2 小时)[6]；
- 肾功能受损(GFR <65)[7]；
- 非择期手术[5]；
- 术前主动脉球囊反搏[5]；
- 二次手术。

值得注意的是，评估肾功能损伤时，肾小球滤过率(GFR)比肌酐更为重要。由于性别、种族、肌肉以及其他先天遗传和后天获得性差异，相同血清肌酐水平的个体之间GFR 差异很大[7]。

术前评估

微创主动脉瓣置换术(MIAVR)的术前评估应该与任何其他心脏手术相同。术前应明确病变的严重程度和症状，以及它对心脏其他结构的影响，同时需要了解所有的并发症及其严重程度。

在评估 MIAVR 患者时，一些基础疾病值得我们进一步了解：

- 脑血管和外周血管疾病。逆行动脉灌注时，外周血管疾病会增加卒中或全身栓塞的风险。胸腹部 CT 可显示血管树的解剖结构，血管造影可显示管腔内潜在的不稳定斑块。对于髂–股血管的直径和走行的认识有助于正确选择导管直径。
- 既往心脏手术史、肺部健康状况和胸廓畸形或放疗史。胸廓畸形、放疗史和既往心脏手术史的患者可能存在胸腔粘连，既往冠状动脉旁路移植手术史则可能有桥血管跨越手术野，因此这些患者术前都需要行胸部 CT 进行评估。气道评估和肺功能检查用以评估单肺通气的耐受性，接受开胸手术的患者都应进行此项检查。

• 合并冠状动脉疾病。尽可能在 CT 血管造影前行冠脉评估,因为心导管手术有造成髂动脉的医源性夹层的可能。如果 MIAVR 手术前未发现髂血管夹层,可能会造成严重后果。在 MIAVR 时,可以行单纯前降支旁路移植手术,但通常是采用经皮支架治疗冠状动脉疾病。

• 经食管超声心动图(TOE)。它对于微创手术的安全性至关重要。因此,还应评估患者是否存在 TOE 的禁忌证,包括食管癌、食管狭窄、食管静脉曲张或既往食管切除术。

术前准备

目前有多种方法可帮助心脏手术患者做好充分准备,以确保患者在手术前处于最佳状态,但其中只有极少数有充分的证据支持。有证据表明,术前理疗[8]和呼吸运动锻炼[9]可以减少择期心脏手术后的肺部并发症(肺不张和肺炎)的发生率;术前碳水化合物饮料也有助于缩短住院时间,但 Cochrane 荟萃分析认为,这些研究尽管危害风险较低,但仍存在较高的偏倚[10]。

围术期麻醉的注意事项

MIAVR 的麻醉注意事项与其他心脏手术一样。应记住手术室里的行为会对术后护理造成影响。避免麻醉前应用镇静药物;导尿前应使用预防性抗生素;麻醉诱导前应开通大流量静脉通路和建立动脉监测;为了促进快速拔管和康复,可使用中等剂量的短效阿片制剂、安眠药和肌松剂。尽管诸多研究比较过吸入性和静脉麻醉,以及不同类型和剂量的阿片类药物,但是仍没有发现一种在临床结局上有突出优势的麻醉方法[11,12]。瑞芬太尼是一种不蓄积的超短效阿片剂,在不影响死亡率的基础上,可缩短机械通气和住院时间,但这些结果仅在冠状动脉手术的相关研究中有过报道[13]。如果应用瑞芬太尼,由于它的半衰期较短,则必须在麻醉清醒前 30 分钟给予术后阿片类药物。某些证据显示瑞芬太尼对阿片受体影响太大,以致需要增加术后镇痛药来应对反跳性痛觉过敏[14]。

留置多腔中心静脉导管,在有些中心还要在同一部位插入 9Fr 肺动脉引流管,尽可能减少经手术切口的导管数量(这对于开胸手术至关重要)。由于术中行心脏除颤的空间限制,所以应在手术开始前放置体表电极片并连接到除颤仪。在撤除体外循环(CPB)后,需要加强体温检测,以防止体温下降——可使用加热床垫、加热毯、液体加温器和头套等维持体温。这些措施能保证大部分患者在出手术室时充分复温。同样,常温或至少轻度低温体外循环手术对维持 CPB 后体温至关重要。

术后注意事项

对于上半胸骨切开术和右前胸廓切开术(ART),术后疼痛通常在术后 48 小时内达到峰值,但通常从术后第 2 天和第 3 天开始下降。ART 时减少肋骨牵开和术后尽早拔除引流管可缩短疼痛峰值时间。60 岁以下的患者疼痛评分较高,因此应采取预防措施[15,16]。

目前,心脏瓣膜手术后镇痛模式的选择仍缺少充分的证据。原则上,中枢神经镇痛适用于所有入路的心脏手术。然而,抗凝患者存在脊髓周围出血的风险。Cochrane 综述表明,心脏手术采用硬膜外镇痛并不会影响死亡率、卒中或心血管结局,但确实可以改善肺部并发症和降低心律失常发生率。但该结果仍应谨慎对待,并没有足够的证据推荐这种镇痛方法[17]。

阿片类药物是止痛的主流药物,但区域性辅助药物如肋间神经阻滞和椎旁麻醉也可用于 ART,使用存储装置将局部麻醉药直接释放至切口同样在临床上得到应用。在术后第 2 天合理使用非甾体消炎药也是有帮助的,但要确保肾功能已恢复正常。

为促进患者的早期活动,应在手术后第 2 天早晨将所有静脉导管撤除。如果肾功能正常或正在好转,导尿管也一起撤除。活动有助于排便,但应为所有患者预防性应用通便药物。

经食管超声心动图

主动脉瓣置换术是经食管超声心动图(TOE)的 II 类适应证。随着外科医生术中对心脏直视要求的下降,围术期对 TOE 的依赖性增加。因此,TOE 对于微创主动脉瓣手术至关重要,每例手术患者均应行 TOE 检查[18]。TOE 在微创主动脉瓣手术中的关键作用如下:

CPB 前

- 明确诊断;
- 确保主动脉瓣适用于顺行灌注心脏停搏液;
- 评估左、右心室功能;
- 排除心内分流病变;
- 排除主动脉病变:
  - 活动性斑块;
  - 动脉瘤疾病;
  - 夹层/壁间血肿;
  - 穿透性溃疡。

CPB 时

- 指导经皮静脉管路正确地放置在右心房/腔静脉中:
  - 排除大型欧氏瓣/冠状窦瓣;
  - 排除巨大和阻碍性的 Chiari 网。
- 指导逆行停搏液套管正确地放置在冠状窦中:
  - 排除持久性的左上腔静脉。
- 充分排气。

CPB 后

- 瓣膜修复/置换评估;
- 非瓣膜并发症评估;
- 排除隐匿性出血:
  - 心包;
  - 胸膜;
  - 腹膜后。

放置静脉引流导管

保持心脏静止、松弛、排空状态可获得最佳的手术条件。CPB 时静脉引流管道可减

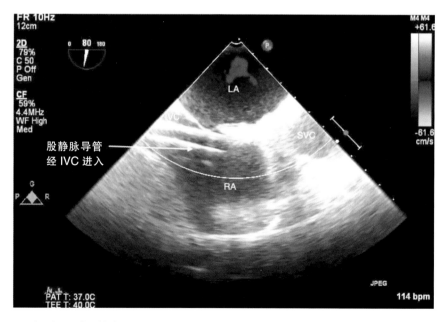

图 3.1　二腔心切面时股静脉引流导管的 TOE 图像。图中可观察到导管经 IVC 进入 RA。LA,左心房;RA,右心房;SVC,上腔静脉;IVC,下腔静脉。

少右心静脉回流。经皮静脉置管时,必须在右心房看到导丝和管道,可减少置管的相关风险。食管中段二腔心切面,探头朝向右侧,调整角度至 90°,是最佳的观察方式。

放置冠状窦导管

冠状窦导管可用于逆行灌注停搏液。错误置管将不能得到有效的灌注停搏和冠状窦穿孔。导管可以经胸骨小切口或经皮 9Fr 鞘管从右侧颈内静脉置入。稍做调整的食管中段二腔心切面(110°~130°)是经皮置管时最佳的观察角度,可全程观察到整个导管。在这个切面中,冠状窦位于视野的中央,恰好位于左心房下方。导管可通过压力监测以确认置于冠状窦内。为维持导管的稳定性,应尽可能远地置管。之后在直视下将球囊充气。为确保置管正确,应能看到心室压力曲线以及注射生理盐水时无气泡从冠状窦口逸出。即使超声观察到导管已放置良好,也必须同时满足这两个条件。在置管过程中若发现心包积液,应作为冠状窦穿孔处理,直到确认不是穿孔。

放置肺动脉引流管

肺动脉引流可以作为静脉引流策略的一部分,特别是只有一个右心房静脉引流管时。它的最佳位置应是在主肺动脉(MPA)分叉到其左右分支处。在右心室流入、流出道30°~60°切面,可以观察到肺动脉引流导管经右心室进入主肺动脉。然后退出探头,阵

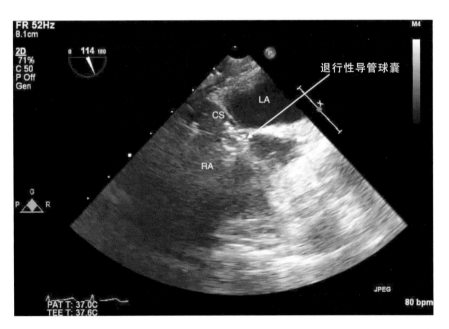

图 3.2　调整的二腔心切面中冠状窦置管过程的 TOE 图像。在冠状窦入口处可看到冠状窦导管球囊。LA,左心房;RA,右心房;CS,冠状窦。

列角度减小到 0°~20°,观察 MPA 分叉。

微创主动脉瓣手术的快速康复

在发病率和死亡率方面,快速康复与常规护理具有相同的安全性和有效性,但前者的气管插管时间和 ICU 停留时间更短[2]。ICU 停留时间缩短却没有减少总的住院时间[3],表明气管插管撤除本身不是重症监护室转出的关键环节。事实上,快速康复失败的患者可能会比处于"标准"流程中的患者住院时间更长[3]。

目前还没有关于微创主动脉瓣手术快速康复的 I 级证据。但是,在设计微创主动脉瓣手术的快速康复流程时,可以应用相同的经验法则。

关于快速康复主动脉瓣手术仍没有标准的定义[2],但是快速康复是为了改善患者护理和体验;医疗保健系统效率的提高是这种高质量护理模式产生的附带效应。快速康复外科需要处理好整个围术期过程,包括患者选择、入院前、出院以及随访。

加强康复

主动脉瓣手术快速康复的下一阶段是加强康复(ER)。ER 是一种高质量外科护理计划,可使患者尽快恢复到正常功能。ER 和微创手术是相辅相成的:如果没有更少的组织损伤、更小的炎症反应,就不能实现 ER。同样,如果没有系统性的改变,使得患者更快康复,就无法体现出微创主动脉瓣手术的优势。

ER 的原则是"积少成多,聚集边际收益"[4]。这意味着尽可能为尽量多的患者做好围术期护理的每一环节。对 ER 要素依从性越高,预期出院时间延长的发生率就越低(Joshi et al. ACTA Manchester 2015 In press)。

加强康复计划有四个要素:

1.入院前的术前评估、计划和准备。让患者及其家庭成员、同事以及全科医生参与是很重要的。这使得每个人对入院日期、手术日期和预期出院日期都有充分的了解。对手术日期和出院日期的计划和执行能确保工作人员利用和协调所有重要的资源。确定手术后就要及时进行术前评估,这样,所有相关的检查和咨询就可以在手术前完成。

2.减少手术的生理应激。采用微创手术,保持适宜的体温和最佳的液体管理。

3.围术期和术后结构化管理,包括疼痛的缓解。结构化和流程化的术后护理是至关重要的,不仅能保证患者得到正确的护理,也能及时发现加速康复失败的患者,可以采取早期干预来处理这些问题。

4.早期活动。这取决于高质量镇痛和有组织的理疗。患者应尽早下地行走。

实现加强康复计划的关键因素是:

- 员工培训。必须对多学科团队进行培训，使他们了解术后加速康复的循证证据，从而形成一种思维模式，使患者能够积极地进行康复。手术室人员需要接受微创主动脉瓣技术的正规培训，以确保手术顺利进行，使手术和主动脉阻断时间降至最低。

- 流程改进。工作流程应有计划、有安排地开展，每个人都知道下一步做什么以及何时进行下一步。

- 流程特异性护理计划。通用式"心脏手术"护理计划已不再适用。MIAVR 护理计划应不同于二尖瓣修复和冠状动脉手术。它们的术前、围术期和术后目标不同，需要区别对待。这样不仅可以及早发现加速康复失败的患者，还可以提前安排(如，出院前超声复查，最佳的抗凝状态)，以确保及时出院。

结　论

在微创主动脉瓣手术的术前、术中和术后，麻醉师和(或)精神分析师必须注意麻醉方法、镇痛模式和解剖学/超声心动图，以避免并发症，加快恢复速度，避免疼痛和尽早出院。快速康复流程应为适合的患者设计和执行。

(王鑫鑫　曾彬　译)

参考文献

[1] Probst S, Cech C, Haentschel D, Scholz M, Ender J. A specialized post anaesthetic care unit improves fast-track management in cardiac surgery: a prospective randomized trial. *Crit Care* 2014;18: 468.

[2] Zhu F, Lee A, Chee Y. Fast-track cardiac care for adult cardiac surgical patients. *Cochrane Database Syst Rev* 2012;10, Cd003587.

[3] Svircevic V, Nierich AP, Moons KG, Brandon Bravo Bruinsma GJ, Kalkman CJ, van Dijk D. Fast-track anesthesia and cardiac surgery: a retrospective cohort study of 7989 patients. *Anesth Analg* 2009;108: 727-733.

[4] Sport, B. *Dave Brailsford BBC Interview*. at <http://www.bbc.co.uk/sport/olympics/19174302>.

[5] Constantinides VA, Tekkis PP, Fazil A, Kaur K, Leonard R, Platt M, Casula R, Stanbridge R, Darzi A, Athanasiou T. Fast-track failure after cardiac surgery: development of a prediction model. *Crit Care Med* 2006;34: 2875-2882.

[6] Kiessling AH, Huneke P, Reyher C, Bingold T, Zierer A, Moritz A. Risk factor analysis for fast track protocol failure. *J Cardiothorac Surg*

2013:8:47.

[7] Youssefi P, Timbrell D, Valencia O, Gregory P, Vlachou C, Jahangiri M, Edsell M. Predictors of Failure in Fast-Track Cardiac Surgery. *J Cardiothorac Vasc Anesth* 2015 doi:10.1053/j.jvca.2015.07.002.

[8] Hulzebos EH, Smit Y, Helders PP, van Meeteren NL. Preoperative physical therapy for elective cardiac surgery patients. *Cochrane Database Syst Rev* 2012;11: Cd010118.

[9] Katsura M, Kuriyama A, Takeshima T, Fukuhara S, Furukawa TA. Preoperative inspiratory muscle training for postoperative pulmonary complications in adults undergoing cardiac and major abdominal surgery. *Cochrane Database Syst Rev* 2015;10: Cd010356.

[10] Smith MD, McCall J, Plank L, Herbison GP, Soop M, Nygren J. Preoperative carbohydrate treatment for enhancing recovery after elective surgery. *Cochrane Database Syst Rev* 2014;8:Cd009161.

[11] Landoni G, Guarracino F, Cariello C, Franco A, Baldassarri R, Borghi G, Covello RD, Gerli C, Crivellari M, Zangrillo A. Volatile compared with total intravenous anaesthesia in patients undergoing high-risk cardiac surgery: a randomized multicentre study. *Br J Anaesth* 2014;113 (6):955-963.

[12] Módolo NSP, Módolo MP, Marton MA, Volpato E, Arantes VM, Nascimento P Junior, El Dib R. Intravenous versus inhalation anaesthesia for one-lung ventilation. *Cochrane Database Syst Rev* 2013;7:Cd006313.

[13] Greco M, Landoni G, Biondi-Zoccai G, Cabrini L, Ruggeri L, Pasculli N, Giacchi V, Sayeg J, Greco T, Zangrillo A. Remifentanil in Cardiac Surgery: A Meta-analysis of Randomized Controlled Trials. *J Cardiothorac Vasc Anesth* 2012;26:110-116.

[14] Joly V, Richebe P, Guignard B, Fletcher D, Maurette P, Sessler DI, Chauvin M Remifentanil-induced postoperative hyperalgesia and its prevention with small-dose ketamine. *Anesthesiology* 2005;103:147-155.

[15] Meehan DA, McRae ME, Rourke DA, Eisenring C, Imperial FA. Analgesic administration, pain intensity, and patient satisfaction in cardiac surgical patients. *American journal of critical care: an official publication, American Association of Critical-Care Nurses* 1995;4:435-442.

[16] Mueller XM, Tinguely F, Tevaearai HT, Revelly JP, Chioléro R, von Segesser LK. Pain location, distribution, and intensity after cardiac surgery. *Chest* 2000;118:391-396.

[17] Svircevic V, Passier MM, Nierich AP, van Dijk D, Kalkman CJ, van der Heijden GJ. Epidural analgesia for cardiac surgery. *Cochrane Database Syst Rev* 2013;6:Cd006715.

[18] Hahn RT, Abraham T, Adams MS, Bruce CJ, Glas KE, Lang RM, Reeves ST, Shanewise JS, Siu SC, Stewart W, Picard MH. Guidelines for performing a comprehensive transesophageal echocardiographic examination: recommendations from the American Society of Echocardiography and the Society of Cardiovascular Anesthesiologists. *Anesth Analg* 2014;118: 21-68.

第 **4** 章

微创主动脉瓣手术的插管和体外循环

Martin Andreas，Guenther Laufer，Alfred Kocher

摘 要

在接受微创主动脉瓣手术的患者中，插管和体外循环应引起高度重视。从术前计划、手术操作到术后护理，每一个细节都要得到细致的照顾和关注。本章提供了一些实用的技巧和循序渐进的指南，利用插管成功且最小风险地达到最佳的体外循环。本章对不同技术的优缺点也进行了讨论，以提供给读者临床决策相关的背景信息。

关键词：插管，半胸骨切开术，胸部右前切口，微创

简 介

本章的主题为插管方式可能因瓣膜手术通路的不同而不同。本章着重介绍两种最常用的主动脉瓣置换术（AVR）的微创入路选择，即胸部右前切口（ART）入路和胸骨上段切口（UHS）入路[1]。对于插管和体外循环（CPB）来说，UHS 没有 ART 那么复杂。最常见的 UHS 是反向"L"形（或者"J"形）进入右侧第 3 或第 4 肋间隙[2]。ART 需要不同的动脉和静脉导管，而 UHS 只需要一套常规的导管。除此之外，主动脉阻断、通气、心脏停搏和排气时，UHS 与 ART 也有很大的不同。本章描述了维也纳医科大学目前采用的插管和体外循环（CPB）技术。大部分通过 ART 途径进行直接插管的技术都是由我们系 Guenther Laufer 教授（系主任）实施。

稳定的 CPB 是安全并且成功实施手术的基本要求。该手术中最重要的就是合理的引流，必须达到适合的流量以实现最优化的暴露。在微创主动脉瓣手术中，有必要精确到每一毫米。在科室逐步开展微创手术或者在对年轻外科医生培训期间，我们可以

采取循序渐进的方法进行。这些方法包括在 ART 入路的主动脉瓣手术早期,通过腹股沟或者腋动脉插管,使得术中暴露更合理。在获得更多的手术经验后,可以再选择胸腔内插管。

患者选择

患者必须符合明确的标准才能进行微创主动脉瓣手术。其中某些标准也与插管有关。

主动脉瓣手术适应证

潜在的主动脉瓣疾病可能影响手术入路的选择。没有其他并发症的主动脉瓣狭窄患者非常适合进行微创 AVR。与之相反,单纯性主动脉关闭不全(AR)可能增加手术的复杂性。主动脉夹闭之前可能会出现扩张和快速搏动,这可能会使瓣膜缝合和主动脉阻断变得更加困难。此外,心脏停搏会导致心室反流,可能导致心室扩张和心肌再灌注损伤。直接冠状动脉插管和心脏停搏技术对于这些患者是必要的。此外,迅速展开瓣膜置换术也并不一定适合这些患者。

患有活动性心内膜炎的主动脉瓣患者不应该接受 ART 治疗,因为可能需要行额外的手术来重建左心室流出道。而经食管超声心动图显示主动脉根部无脓肿形成,未累及其他瓣膜的患者可选择 UHS。

此外,还应注意年龄较小的 AR 患者。他们可从主动脉瓣重建术或 Ross 手术(自体肺动脉瓣移植术)[3]受益。虽然主动脉瓣重建术以前也可通过 ART 途径进行,但我们不建议那些准备行主动脉瓣重建术的患者采用这种方法。

伴行的其他手术

被筛选出来行微创主动脉手术的患者,不应具有行额外治疗的指征。然而,有些患者可能还需要通过 UHS 路径行主动脉缩窄成形术甚至 Bentall 手术。

患有严重的冠状动脉疾病并且未经治疗的患者不应该进行微创主动脉瓣手术。因为在手术过程中还需行冠状动脉搭桥手术。此外,我们不建议行支架植入术治疗冠状动脉狭窄来为进行微创瓣膜手术创造条件。但是,其他作者可能会建议预先行支架植入术治疗低风险的冠状动脉狭窄[1]。另外,Lewis 等报道了 2 例病例,其右侧冠状动脉近端都出现了明显狭窄,他们除了接受微创主动脉瓣手术外,还接受了经 ART 途径冠状动脉搭桥手术[4]。

需要行 MAZE 手术或额外瓣膜手术的患者不适合行微创瓣膜手术。

主动脉瓣二次手术

AVR 路径的微创手术目前已经应用到那些曾接受过冠状动脉搭桥手术或者瓣膜手术,现需要再次手术的患者[5]。其潜在的优势在于更小的侵袭性,更少的失血。但是,这种方法仍需要一些技术上的修正。该手术的容错率很低,我们不建议在微创手术开展的早期阶段就行这种手术。

曾接受过非心脏手术

所有以前进行的非心脏手术都必须记录以抉择治疗方案,并筛查其对手术方案和首选插管技术的潜在影响。曾接受过髂股搭桥手术、腹主动脉支架植入术或者腹主动脉瘤的患者,股动脉插管是禁忌证。曾经植入过腔静脉伞式过滤器也同样是股静脉插管的禁忌证。

胸部解剖学

漏斗胸或其他胸廓畸形患者不应进行微创主动脉瓣手术(特殊情况下应特别谨慎评估)[1]。

术前规划

选择行微创主动脉瓣手术的患者需要严格的术前规划,以提供最佳的手术路径并避免不良事件。在前一节中已经描述了一些微创主动脉瓣手术的禁忌证。采集详细的病史非常重要,需要由临床经验丰富的外科医生或医学顾问去收集所有与手术决策相关的信息,以制订微创主动脉瓣手术的最佳方案。此外,我们建议术前对每一个没有禁忌证的患者行心电门控技术下的增强 CT[6]。

术前 CT 扫描为微创主动脉瓣手术提供了相关信息。CT 可以评估主动脉、主动脉瓣、胸骨结构的关系以及胸部的解剖学关系[1]。此外,通过术前 CT 扫描可以帮助制订最佳的插管策略和心脏保护策略[7]。这可能会影响 ART 或 UHS 手术路径的肋间隙选择。我们的做法是在右侧胸壁做"L"形切口(反向 L)。然而,一些外科医生则建议在左侧胸壁做"L"形切口,以便获得更好的手术视野,某些患者的确适合做"L"形切口,CT扫描可以识别这些特定的患者。有少数的患者则需要"倒 T"形切口来取得最佳的手术暴露。

在 ART 过程中开放的肋间隙距离、用于插管的主动脉和用于 AVR 的主动脉瓣之间的距离也应该通过术前 CT 扫描来评估。Glauber 等[8]认为,"从胸骨右侧缘到右升主动脉弓做垂直线,如果超过一半的升主动脉位于该线右边,且升主动脉到胸骨的距离不超过 10cm",满足上述要求的患者可以行 ART 手术。但是,根据外科医生的选择、采用调整的手术步骤,不符合这些标准的患者也可以通过 ART 路径手术治疗。对于行尾部主动脉瓣手术的患者我们建议横断第三肋骨,打开第三肋间间隙。

对于每个患者,我们都应该进行主动脉和大血管的详细分析。其中应包括对主动脉严重钙化的筛查,因为这可能是主动脉阻断的禁忌证,也包括对计划行股动脉插管患者的筛查,因为腹股沟血管钙化是禁忌证。此外,应该尽可能在手术之前发现相关部位狭窄并且进行处理。心电图门控增强 CT 扫描可以检查出软性斑块和其他潜在的血栓来源。软性斑块或不固定的血栓结构可能是升主动脉夹闭的禁忌证, 这取决于它们的位置。升主动脉不是严重钙化的好发部位,主动脉弓和胸主动脉更容易受到重度钙化、软斑块和不固定血栓结构的影响。在经 ART 路径进行微创主动脉瓣手术的患者中,以上这些重度钙化灶、软性斑块和不固定血栓结构可以用 Seldinger 法通过动脉插管取出。

微创主动脉瓣手术的插管

我们在表 4.1 至表 4.3 中提供了常用套管的简短列表。这些都是我们根据以前发表的相关文献以及自己的经验总结出来的。这张表格并不完整,仅供参考。

上半胸骨切开术

标准的动脉、静脉插管可以通过 UHS 入路应用于 AVR(主动脉瓣置换术)中。但是,为了给手术提供最大的空间,我们应该避免使用大号的静脉导管。Vaughan 等[9]报道了用低剖面三段式静脉插管(Medtronic MC2X,Medtronic Inc,USA)可有良好的引流效果。在 Seldinger 技术(经皮穿刺技术)中,对于入组患者中那些需要行额外的升主动脉手术的,可以使用直接动脉插管的方式对主动脉弓进行插管。表 4.1 和表 4.2 分别列

表 4.1　微创主动脉瓣置换术中的动脉插管

名称	规格	公司	途径	参考文献
OptiSite	18, 20, 22	Edwards Lifesciences, Irvine, CA, USA	UHS	(Malaisrie 等)
Sarns Soft-Flow	21, 24	Terumo Cardiovascular Systems, Ann Arbor, MI, USA	UHS	(Malaisrie 等)
Curved tip	22	Medtronic, Minneapolis, MN, USA	UHS	Vienna
Fem-Flex II	14, 16, 18, 20	Edwards Lifesciences, Irvine, CA, USA	ART	(Malaisrie 等)
Bio-Medicus	17, 19, 21	Medtronic, Minneapolis, MN, USA	ART	(Malaisrie 等) Vienna

表 4.2　微创主动脉瓣置换术中的静脉插管

名称	规格	公司	途径	参考文献
Thin-Flex	–	Edwards Lifesciences, Irvine, CA, USA	UHS	(Malaisrie 等)
MC2X	29/46/37	Medtronic, Minneapolis, MN, USA	UHS	(Malaisrie 等)
Three-stage	–	Terumo Cardiovascular Systems, Ann Arbor, MI, USA	UHS	(Malaisrie 等)
Single Stage Venous Cannula (Ref 67536)	36	Medtronic, Minneapolis, MN, USA	ART (thoracic)/ UHS	Vienna
QuickDraw	22, 25	Edwards Lifesciences, Irvine, CA, USA	ART(groin)	(Malaisrie 等)
Bio-Medicus Multi-Stage	19, 21, 25	Medtronic, Minneapolis, MN, USA	ART(groin)	(Malaisrie 等)
Remote Access Perfusion Femoral Venous cannula, RAP FV	–	Estech Inc, San Ramon, CA, USA	ART(groin)	(Schachner 等; Murzi 等)
Smart cannula	–	Smart-canula LLC, Lausanne, Switzerland	ART(groin)	(von Segesser 等)

出了推荐的动、静脉导管。静脉插管应该缝合固定在术野右下角的心包处，以利于手术暴露和引流。

胸部右前切口(ART)

经 ART 行主动脉瓣手术插管需要特殊的导管(表 4.3)。动脉导管(规格)相当统一。标准的多侧孔导管可用于股动脉插管。除了 ECMO 导管外，非肝素化导管的价格较低，可以在微创主动脉瓣手术中不受限制地使用。

静脉插管有不同的尺寸和形状(表 4.2)。一些导管为了达到最佳的引流效果有着独特的设计元素。Estech 牌 RAP 导管(远端入路灌注股静脉插管，RAP FV；Estech Inc，USA)有两个静脉流入区，可以直接从上腔静脉系统、下腔静脉系统排气[10-11]。其他类似的方法也有很多，比如多段式导管(Bio-Medicus Multi-Stage Venous Cannula，Medtronic Inc，USA)或者自扩张型静脉导管，由于静脉系统被"支架"支撑，可以为所有静脉血管提供最佳的引流效果[12]。

应用引流管来提供最佳的手术视野(表 4.3)。引流管可直接放置在主动脉瓣、肺动

表 4.3　通气管和心脏停搏引流管

名称	类型	公司	途径	参考文献
ProPlege 经外周循环	逆行心脏停搏装置	Edwards Lifesciences, Irvine, CA, USA	UHS/ART	(Malaisrie 等)
Endo 通气肺导管	肺部通气引流用导管	Edwards Lifesciences, Irvine, CA, USA	UHS/ART	(Malaisrie 等)
主动脉根部用套管	有通气管的主动脉根部用套管(编号 20012)	Medtronic, Minneapolis, MN, USA	UHS	Vienna
左心通气引流管	软而易弯曲的通气管(编号 12016)	Medtronic, Minneapolis, MN, USA	UHS/ART	Vienna
止血带工具包	(编号 79006)	Medtronic, Minneapolis, MN, USA	UHS/ART	Vienna

脉或者右上肺静脉处。如果引流管直接通过二尖瓣,那就可以引流左心室血液。在应用停搏液使心脏停搏时这可能是非常重要的,特别是在排气、移除主动脉夹闭后出现室颤的情况下。

心脏停搏液可以通过塑料制的主动脉导管或者较长的金属制导管来使用（表 4.3）。在微创主动脉瓣手术的常规病例中,我们强烈推荐单次注射 Bretschneider 溶液。在相关的 AR 病例中,上述方案直接应用于冠状动脉开口也是可能的。但是,上述方案还是主要应用于主动脉根部。一旦出现心室扩大,必须迅速打开主动脉,然后直接行冠状动脉注射。

对于经 UHS 途径行 AVR 手术的入组患者,逆行性应用停搏液也是可行的。但是逆行插管并不总是能够成功,并且需要在超声心动图指导下进行。

体外循环的特殊要求

限于插管技术,我们可能需要额外的监测方式。经股总动脉行动脉插管应迅速应用肢体的脉搏氧合监测[1]。行腋动脉插管时需要另行监测右臂动脉压。虽然本章没有详细描述,但经颈静脉插入两根导管,一根逆行性应用停搏液停搏心脏,第二根经肺动脉引流,这样的方案是可行的(表 4.3)。

根据患者的体表面积计算所需的泵流量。虽然有多种因素可以影响灌注系统能达到的最大流量,但是静脉回流量的影响是最显著的[13]。微创心脏外科手术包括了微创导管插管技术,因此必须根据具体细节调整以提供足够的泵流量。引流不良是微创主动脉瓣手术的主要障碍之一,其原因就是手术视野的暴露不足。静脉导管的精细放置对于优化引流效果有着重要意义。因此我们建议在主动脉夹闭前重新调整导管位置以防引流不良,这样能够给手术的主要部分节省时间。此外,对于体表面积较大的患者,需要真空辅助引流,不管其插管位置合适与否[9]。弱真空吸引可以改善每个患者的引流,但强真空吸引会导致空气栓塞和溶血[13]。

　　进一步的相关细节是微创主动脉瓣手术中的温度管理。与全胸骨切开术相比,停搏的心脏与邻近器官的接触更多。而且,用冷生理盐水局部降温也不能像行全胸骨切开术时那样简单。因此,在手术过程中给患者降温可能改善心肌保护效果。在全胸骨切开术患者的主动脉手术中,反复应用逆行性心脏停搏技术更为简单,由于微创主动脉瓣手术难以反复应用逆行性心脏停搏技术,心肌的降温能力出现不足。尽管对于当前实践还未达成共识,我们仍然建议 UHS 患者体温降到 34℃,ART 患者体温降到 32℃。推荐的目标温度有差异主要是因为 ART 患者的主动脉夹闭时间更长。

微创主动脉瓣手术的心脏停搏方案

　　Bretschneider 的 HTK 心脏停搏液(HTK-组氨酸-色氨酸-酮戊二酸)是我们中心接受微创主动脉瓣手术患者的首选心脏停搏方案。HTK 停搏液将 Na$^+$和 Ca^{2+}从细胞外组织中移除, 在不改变静息膜电位的情况下避免动作电位的产生。该溶液 K$^+$浓度很低,这就使得在主动脉夹闭后可以直接使用并只用一次达到更高的量(约 2L)。因此这种方法不需要重复给药,也不需要逆行性用药。但是,在短时间内大量使用额外液体可能会导致容量负荷过度。因此我们建议在体外循环期间进行血液过滤,尽可能在体外循环结束前将药液滤出。

　　在逆行性置入心脏停搏导管后, 那些通过 UHS 进行主动脉瓣手术的其他组患者会常规应用冷停搏液与血液混合。通过冠状动脉直接插管并重复使用心脏停搏液也是可行的,但是这可能大大延长手术过程。

经胸骨上段正中小切口插管

　　经 UHS 路径行主动脉瓣手术的患者可以采用与全胸骨切开术类似的方法进行插管。通过 UHS 途径做"倒 L"形切口,再将心包打开。在暴露有限的患者中,应切除心包前脂肪,但不能损伤无名静脉,也不能打开胸膜腔。打开心包腔,缝线固定。为了改善这一步的手术视野,可以先移除胸骨扩张器,在敷料处用夹子重新固定缝线,之后再放回胸骨扩张器[1]。然后将两根菱形的荷包缝合线缝合于升主动脉远端。在选择插管位置之前,外科医生应首先检查主动脉钙化情况。术前 CT 扫描对于鉴别软性斑块有着重要意义。或者,可用主动脉外超声寻找主动脉软性斑块或钙化。肝素给药后达到激活凝血时间的最低要求后,再进行主动脉插管。如果暴露有限,可能会增加一些直接插管的困难。在插管情况比较复杂时,应事先备好一套无菌 Hegar 扩张器。

通过 UHS 途径进行静脉插管的患者有两种不同策略。一些作者倾向采用经皮股静脉插管来获得最佳的视野暴露[14,15],另一些作者则更依赖心房直接插管而不需要股静脉插管[16,17],我们也建议采用后一种方案。为静脉插管准备一束荷包缝合线缝合于靠近右心房或者右心耳。一些外科医生倾向于在缝合前夹住右心耳,切开右心耳尖端后再用缝合线。这提供了更好的、更稳定的暴露,特别是右心房较深的情况下。外科医生用镊子夹住切口两侧并放置静脉导管。必须认识到:静脉导管是否恰当地插入下腔静脉无法通过触诊来证实。

用一根引流管插入右上肺静脉,进入左心室。为了避免空气栓塞,在排气之前 CO_2 膨胀就应该以 2L/min 的速率开始。以 4-0 prolene 缝合线 U 形缝合即可。静脉用 11 号刀片切开,再用器械扩孔。引流管的放置则需要镊子引导。

CPB(体外循环)建立后,主动脉与肺动脉分流。引流通气和输注停搏液的 Y 型管放置在升主动脉最高点末端的位置,以便 AVR 术中可以通过引流管进行排气。

经腹股沟插管(右前开胸术)

安全进行经腹股沟插管,需要考虑几个手术细节。潜在的不良事件包括出血、局部剥离、外伤性血管损伤、逆行性主动脉剥离、血肿、淋巴瘘、假性动脉瘤和感染[18]。在大型的回顾性研究中,主动脉夹层的发生率为 0.9%,这是这种方法的主要缺点。但是,该研究使用了主动脉内夹,这可能是由于流入道上的喷射性损伤直接导致主动脉夹层或者逆行性主动脉夹层,因此我们不建议使用主动脉内夹系统。一般来说,经 ART 途径直接插管可以避免许多并发症。但是,由于一些个体解剖差异或者刚开始开展微创主动脉瓣手术,仍需要行腹股沟插管。术前的 CT 扫描(包括股动脉)有助于选择左侧还是右侧插管以及导管的最佳形状和尺寸[18]。如果两侧均可插管,那么应该优先选择右侧。

动脉搏动触诊后再行皮肤切开,沿腹股沟韧带方向切开皮肤,切口应该在腹股沟线上方 1~2cm 处,以减少感染的可能性,切口的长度则减少到 4cm。血管位于腹股沟韧带的下方,但是只有血管的正面可以操作,我们不建议在血管环周放置血管阻断带,因为这会增加淋巴瘘的风险。双 5-0 prolene 荷包缝合线在双血管做四边形纵向形状缝合以避免血管狭窄。在此步骤中,要在肝素给药前进行胸廓切开并打开胸腔。肝素给药后,在荷包缝合的尾端穿刺股动脉,并在超声心动图控制下将"J"形尖端导丝插入主动脉中。在确定导丝位于合适的位置后采用 Seldinger 技术(经皮穿刺技术)插入导管,然后将静脉导管以同样的方式插入。动脉导管用三根缝合丝线固定。患者 CPB(体外循环)期间要测量肢体氧饱和度下降的程度,需要另一根 14-gauge 动脉导管监测肢体灌注。静脉插管后不应该直接固定静脉导管,这样可使静脉引流不足的患者能够重新调整插管位置。

通过开胸手术或者额外的胸腔切口,我们可以在右上肺静脉处放置一根引流管。或者可以通过颈静脉将一根内部引流管放入肺动脉中。

经 ART(右前开胸术)路径直接插管

对于经验丰富的外科医生来说,经 ART 路径进行直接插管是完全可行的,只要在可能的情况下都应该优先考虑,一旦开胸手术完成就应立即开始插管。第二切口在乳腺下褶皱处,长约 1.5cm,从第 4 或第 5 肋间隙打开通道。然后在静脉导管连接口将剖面剪出约 36°,做成相当尖的样子(图 4.1,表 4.2)。然后将导管插入胸腔,再将尖端切直,从导管内取出所有异物。之后放置切口拉钩,肝素给药后打开心包。在插管过程中,主动脉压应该控制在 80mmHg(注:1mmHg=0.133kPa)上下。这使得插管过程中升主动脉具有一定的流动性,也为插管提供了必要的反压力。我们使用的是标准的多侧孔动脉导管,虽然末端没有柔软部分的直动脉导管来插管也是可行的(图 4.2,表 4.1)。

我们建议如果动脉导管能够再向前几厘米进入到胸主动脉中即可避免意外脱出,这样插管会更安全。在升主动脉插管处用两根 3-0 prolene 缝合线缝合。重要的是避免缝线穿透管壁,因为任何出血都会增加整个手术的难度。通过穿刺针将导丝继续向前推进。再通过经食管超声心动图确定导丝是否位于降主动脉的合适位置。为了避免因任何意外移位导致的导管进入分支血管,应该插入导管的尖端直到确定其通过左锁骨下动脉的起点,确认完毕后用粗丝线缝合固定导管于切口左上边缘。然后在右心耳处

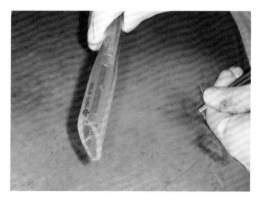

图 4.1　ART(右前开胸)静脉插管的准备。说明:经 ART 路径和胸内插管行主动脉瓣置换术的患者,为了便于经胸廓放置导管,可以切开导管尖端。

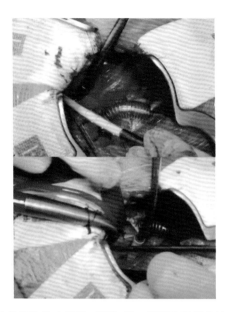

图 4.2　插管——经 ART 路径行胸腔内插管。说明：第一张图显示了放置前的导管。静脉插管的顺序应在动脉插管之前。

放置荷包线，再用夹子固定右心耳以优化手术视野。切开心耳并缝荷包线。用两支镊子夹住心耳，松开夹子，将呈角约 36°的导管插入右心房。用于荷包线缝合的止血器用夹子固定并放入胸腔（图 4.2，表 4.3）。导管上的轻微张力优化了手术视野，打开了心房耳和主动脉之间的空间。之后通过右上肺静脉放置一根引流管，并用 prolene 线缝合（图 4.3）。用 Chitwood 夹夹住主动脉[19]。夹闭之前就要确认好夹子在心包横窦放置的位置正确。最终瓣膜暴露如图 4.4 所示。

拔管——每一步都是相关的

外科医生往往根据自身偏好用 prolene 缝合线缝合主动脉。但是在缝入主动脉的缝合线之前必须先进行排气，以清除空气和脱钙过程中产生的潜在碎片。此时停下引流管以进行减压排气，静脉引流减少，心脏逐渐填充满。肺部应该在高压下通气，反复挤压患者的胸部以压迫心脏。接着完成主动脉的缝合，然后放置胸管和起搏器导线。之后，UHS 患者通过"Y"形主动脉心脏停搏用导管，ART 患者通过注射心脏停搏液的金属针留下的孔，反复排气。再取下主动脉横钳。该孔应该用 prolene 缝合线缝合。

在接受微创主动脉瓣手术的患者中，放置体外除颤器垫是非常重要的。主动脉瓣解除夹闭后，在体外除颤之前应先进行肺通气。

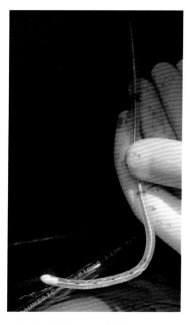

图 4.3　通过右上肺静脉放置引流管。说明:引流管应以这样的形式弯曲以方便心室内的放置。

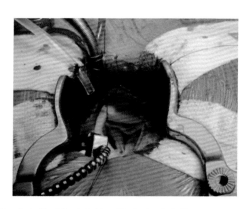

图 4.4　经 ART(右前开胸)路径暴露主动脉瓣。说明:主动脉横钳通过心包横窦进行放置。最佳暴露包括三处荷包缝合位置。

　　心脏恢复窦性搏动后才可取下引流管,在 CPB 结束、患者生命体征平稳后才可移除静脉导管。可以用 36 号 French 导管经 ART 路径放置在患者体内作为胸腔引流管。在取出插管后,每一个插管位置都应该再用一条缝合线缝合。对于生命体征平稳的患者,在输注完毕鱼精蛋白后再拔出主动脉导管。

结　论

微创主动脉瓣手术的置管需要精心的准备和细致的操作，以避免并发症的发生，并为瓣膜手术提供最佳的手术暴露。在每一位想要学习全系列微创主动脉瓣膜手术的外科医生培训期间，都应该采取从 UHS 到经 ART 路径直接插管这样一个循序渐进的学习过程。

（朱泓宇　金柯　译）

参考文献

[1] Malaisrie SC, Barnhart GR, Farivar RS, Mehall J, Hummel B, Rodriguez E, Anderson M, Lewis C, Hargrove C, Ailawadi G, Goldman S, Khan J, Moront M, Grossi E, Roselli EE, Agnihotri A, Mack MJ, Smith JM, Thourani VH, Duhay FG, Kocis MT, Ryan WH. Current Era Minimally Invasive Aortic Valve Replacement: Techniques and Practice. *J Thorac Cardiovasc Surg 2014;*147(1): 6-14.

[2] Iribarne A, Easterwood R, Chan EY, Yang J, Soni L, Russo MJ, Smith CR, Argenziano M. The Golden Age of Minimally Invasive Cardiothoracic Surgery: Current and Future Perspectives. *Future Cardiol 2011;*7(3): 333-46.

[3] Andreas M, Wiedemann D, Seebacher G, Rath C, Aref T, Rosenhek R, Heinze G, Eigenbauer E, Simon P, Ruetzler K, Hiesmayr JM, Moritz A, Laufer G, Kocher A. The Ross Procedure Offers Excellent Survival Compared with Mechanical Aortic Valve Replacement in a Real-World Setting. *Eur J Cardiothorac Surg 2014;*46(3): 409-13.

[4] Lewis CT, Stephens RL, Cline JL, Tyndal CM. Concurrent Minimally Invasive Aortic Valve Replacement and Coronary Artery Bypass Via Limited Right Anterior Thoracotomy. *Innovations (Phila) 2015;*10(4): 273-5.

[5] Kaneko T, Leacche M, Byrne J, Cohn L. Reoperative Minimal Access Aortic Valve Replacement. *J Thorac Dis 2013;*5(6): S669-72.

[6] Kurra V, Schoenhagen P, Roselli EE, Kapadia SR, Tuzcu EM, Greenberg R, Akhtar M, Desai MY, Flamm SD, Halliburton SS, Svensson LG, Sola S. Prevalence of Significant Peripheral Artery Disease in Patients Evaluated for Percutaneous Aortic Valve Insertion: Preprocedural Assessment with Multidetector Computed Tomography. *J Thorac Cardiovasc Surg 2009;*137(5): 1258-64.

[7] Loor G, Roselli EE. Imaging and Minimally Invasive Aortic Valve

Replacement. *Ann Cardiothorac Surg 2015;*4(1): 62-6.

[8] Glauber M, Miceli A, Bevilacqua S, Farneti PA. Minimally Invasive Aortic Valve Replacement Via Right Anterior Minithoracotomy: Early Outcomes and Midterm Follow-Up. *J Thorac Cardiovasc Surg 2011;*142(6):1577-9.

[9] Vaughan P, Fenwick N, Kumar P. Assisted Venous Drainage on Cardiopulmonary Bypass for Minimally Invasive Aortic Valve Replacement: Is It Necessary, Useful or Desirable? *Interact Cardiovasc Thorac Surg 2010;*10(6):868-71.

[10] Schachner T, Bonaros N, Laufer G, Bonatti J. The Estech Remote Access Perfusion Cannula in Minimally Invasive Cardiac Surgery. *Heart Surg Forum 2004;*7(6): E632-5.

[11] Murzi M, Kallushi E, Solinas M, Glauber M. Video-Assisted Right Atrial Surgery with a Single Two-Stage Femoral Venous Cannula. *Interact Cardiovasc Thorac Surg 2009;*9(1): 9-10.

[12] von Segesser LK, Ferrari E, Delay D, Maunz O, Horisberger J, Tozzi P. Routine Use of Self-Expanding Venous Cannulas for Cardiopulmonary Bypass: Benefits and Pitfalls in 100 Consecutive Cases. *Eur J Cardiothorac Surg 2008;*4(3):635-40.

[13] Corno AF. Systemic Venous Drainage: Can We Help Newton? *Eur J Cardiothorac Surg 2007;*31(6):1044-51.

[14] Tabata M, Umakanthan R, Cohn LH, Bolman RM 3rd, Shekar PS, Chen FY, Couper GS, Aranki SF. Early and Late Outcomes of 1000 Minimally Invasive Aortic Valve Operations. *Eur J Cardiothorac Surg 2008;*33(4): 537-41.

[15] Cosgrove DM 3rd, Sabik JF. Minimally Invasive Approach for Aortic Valve Operations. *Ann Thorac Surg 1996;*62(2): 596-7.

[16] Murai N, Cho M, Okada S, Chiba T, Saito M, Shioguchi S, Gon S, Hata I, Yamauchi N, Imazeki T. Venous Drainage Method for Cardiopulmonary Bypass in Single-Access Minimally Invasive Cardiac Surgery: Siphon and Vacuum-Assisted Drainage. *J Artif Organs 2005;*8(2): 91-4.

[17] Doll N, Borger MA, Hain J, Bucerius J, Walther T, Gummert JF, Mohr FW. Minimal Access Aortic Valve Replacement: Effects on Morbidity and Resource Utilization. *Ann Thorac Surg 2002;*74(4): S1318-22.

[18] Jeanmart H, Casselman FP, De Grieck Y, Bakir I, Coddens J, Foubert L, Van Vaerenbergh G, Vermeulen Y, Vanermen H. Avoiding Vascular Complications During Minimally Invasive, Totally Endoscopic Intracardiac Surgery. *J Thorac Cardiovasc Surg 2007;*133(4): 1066-70.

[19] Chitwood WR Jr, Elbeery JR, Chapman WH, Moran JM, Lust RL, Wooden WA, Deaton DH. Video-Assisted Minimally Invasive Mitral Valve Surgery: The "Micro-Mitral" Operation. *J Thorac Cardiovasc Surg 1997;*113(2): 413-4.

第 **5** 章

主动脉瓣微创入路

Mohsin Uzzaman，Ricardo Boix, Vinayak Bapat

摘　要

本章讨论主动脉瓣各种微创入路的发展史、手术技巧、适用条件、优缺点以及相关文献。

关键词：微创，主动脉，瓣膜，入路

利益相关：Bapat 教授是 Edwards Lifesciences、Boston Scientific and Sorin 公司的顾问，并且接受 Edwards Lifesciences 的研究经费赞助。其他作者没有利益相关。

简　介

退行性主动脉瓣狭窄(AS)是老年人群中最常见的获得性瓣膜疾病。主动脉瓣膜手术始于 1956 年在降主动脉中植入 Hufnagel 瓣膜，现在 AVR 是最常见的心脏瓣膜介入性手术[1]。已证实该手术方式具有可靠性、可重复性，且能够缓解症状并有效改善患者的预后。目前，全胸骨切开的 AVR 被认为是严重 AS 和主动脉瓣反流(AR)患者手术治疗的金标准[2]。

随着人口的增长，需要进行主动脉瓣状况评估和干预的患者数量也随之增加[3,4]。目前的趋势是，患者群体更加高龄，并且伴有多种并发症。随着麻醉技术、手术技术、术后护理和心肌保护技术的进步，外科医生可以更加安全地治疗高龄和(或)各类并发症的患者，并能够有效地控制术后并发症的发生，降低死亡率。来自胸外科医师协会(STS)数据库的数据显示，单纯 AVR 手术患者的在院死亡率从 1997 年的 3.4% 下降到 2006 年的 2.6%[5]。然而，对于超过 80 岁的高龄患者或那些被认为具有极高风险的患者，许多外科医生仍然不建议行 AVR 手术[6]，这些患者只能继续接受保守治疗或接受球囊主动脉瓣成形术[6]。不幸的是，这些保守疗法只能为患者带来微弱的或短期的症状

改善,最终导致主动脉瓣再狭窄或猝死。

因此,这促使心脏外科医生不仅要维持传统瓣膜置换手术的疗效,还需要去寻找一种创伤较小的手术方法。在过去的20年中,微创主动脉瓣置换术(MIAVR)已经得到了发展,与传统手术相比,该手术有望成为一种切口较小、疼痛较轻、出血较少、呼吸功能改善、手术创伤较小、能够术后早期恢复的手术技术。与心脏介入专家联合的混合和分期手术也是一种在当下和未来都颇具吸引力的手术方式。随着时间的推移,MIAVR不断发展,最终以经皮主动脉瓣置换术的出现作为终点[7]。近年来,也有人在尝试使用MIAVR进行二次手术,尤其适用于合并冠脉搭桥的患者[8]。

微创主动脉瓣手术的历史

STS数据库将微创心脏手术定义为"任何未采用全胸骨切开术和体外循环(CPB)支持的手术"[9,10]。唯一精确符合该定义描述的主动脉瓣手术是经导管主动脉瓣置换术(TAVR)。在这种情况下,TAVR为高危患者提供了一种替代治疗方案,并且已经证明了其在无法接受手术的患者中疗效优于药物治疗,同时在高危患者中并不逊于外科手术治疗[11]。

2008年,美国心脏协会的一项科学声明将微创心脏手术定义为"不包括传统全胸骨切开术的胸壁小切口术",但CPB仍可以使用[12]。首篇经右侧开胸术行AVR的文章于1993年发表[13]。1998年首次完成了经胸骨旁入路MIAVR[14]。经上半胸骨切开(UHS)的MIAVR最初在1996年由Cosgrove等在克利夫兰诊所尝试[15],不久后波士顿布莱汉姆女子医院的Cohn等也完成了该手术[16]。

MIAVR要点

MIAVR的重要手术操作原则:

1.安全且可靠的CPB。

2.应用稳定的主动脉阻断夹。

3.充分暴露主动脉瓣,用标准的外科技术进行成功置换。

4.达到与传统AVR相同的心肌保护效果。

5.充分的通气和预防心脏扩张。

6.如果担心患者的安全,能够随时转换为标准胸骨切开术。

微创主动脉瓣手术的可重复性和安全性取决于以下因素:

1.经验丰富的团队——心脏外科医生,麻醉医生和体外循环医生。

2.仔细选择病例,包括使用计算机断层扫描(CT)来选择合适的手术入路。

3.术中经食管超声心动图支持。

4.手术装备完善,包括牵开器和加长手术器械。

5.必要时有能力经外周插管行 CPB:

- 从颈静脉经冠状静脉窦导管灌注心脏停搏液;
- 经静脉放置起搏导线;
- 经外周肺动脉排气。

微创手术入路类型

从发展历程上看,不同的手术入路可以分为部分胸骨切开术和非胸骨切开术两大类。目前 MIAVR 最常用的是"J"形胸骨切开术,"V"形和"T"形通常用于上半胸骨切开术,右前胸切口(ART)也较为常用(图 5.1)。其他方法包括胸骨旁切口(切断第 2、第 3 和第 4 肋软骨,胸廓内动脉结扎)、"倒 Z"形胸骨切开术、下半胸骨切开术。需要结扎双侧胸廓内动脉的横向胸骨切开术则应用最少。

1. UHS 的主要变化包括:

- "J"形胸骨切开术,其上胸骨切口延伸到一侧的第 3 或第 4 肋间(图 5.2)。
- "V"形或"倒 T"形胸骨切开术,延伸至双侧肋间隙(通常为第 2 或第 3 肋间)。该切口能够充分暴露插管的升主动脉部分,但可能需要外周静脉插管。尽管能够获得更大的术野,但是这样做的代价是术后胸骨稳定性降低的可能性更大,特别是当转换为

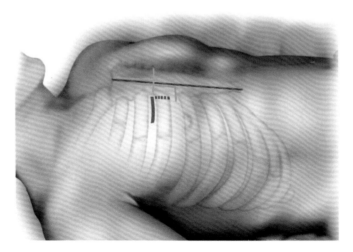

图 5.1　MIAVR 入路。图片显示与传统胸骨切开术(红线)相比,不同的 MIAVR 入路方法。橙线,"J"形胸骨切开术;绿线,"T"形或"V"形胸骨切开术;蓝线,ART。

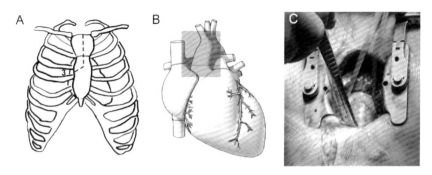

图 5.2 "J"形胸骨切开术。(A)通过第 3 或第 4 肋间切口行"J"形胸骨切开术示意图。(B)"J"形切口暴露术野示意图。(C)术中照片,可见升主动脉和右心耳,可用于插管。

全胸骨切开术时。

UHS 入路的优点是简单直观,提供有限但外科医生熟悉的术野。此外,在操作困难或术野暴露不佳的情况下,可以快速转换为全胸骨切开术。不同类型的瓣膜包括标准机械瓣和生物瓣都可以使用。无支架瓣和无缝线瓣也可以使用这种入路。同期行其他手术,如需要行升主动脉置换或主动脉根部置换,这种入路也可以完成。

然而,它并不适合极度肥胖、骨骼畸形或胸壁异常如漏斗胸的患者,尤其是在外科医生学习曲线期间。

2. ART 通过右侧第 2 或第 3 肋间隙切口进行(图 5.3)。ART 的主要变化与插管策略有关:

• 中央插管,主动脉插管和心房插管可以通过同一切口放置。切口必须稍长一些才能足够放下套管和主动脉钳。

• 外周插管可以允许更小的切口。如果外围血管适合插管,这是一种更优的策略。

尽管创伤最小,但它术野有限,因此需要经验丰富的医师团队和恰当的患者选择。

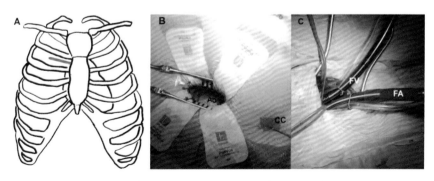

图 5.3 ART 入路。(A)通过右侧第 2 肋间隙行 ART 切口示意图。(B)术中图片,可见升主动脉(Ao)和阻断钳(CC)插入部位。(C)用于 CPB 的外周插管。FA,股动脉插管;FV,股静脉插管。

与以往观念相反,在手术的任何阶段 ART 都可能轻易转换为全胸骨切开术。通常只通过这种方法进行单独的 AVR。

术前规划

患者选择对手术的成功结局起着重要作用,特别是在 MIAVR 中,对于在学习曲线中的外科医生更是如此。详细的评估和多学科参与可以获得更好的结局,并发现任何可能影响患者康复的潜在问题。微创手术后,可能影响预后并需要特别关注的并发症包括脑血管疾病、外周动脉疾病、慢性肺病、胸壁异常、之前接受过心胸手术和肺部影像检查辐射。传统 AVR 手术的常规术前检查如血液学检查、心电图、超声心动图、胸部 X 线[正位和(或)侧位]以及血管造影,也适用于 MIAVR 的术前评估。

此外,CT 扫描是 MIAVR 术前评估的重要工具。CT 可以更好地了解胸壁和大血管之间的关系,可以发现不适宜进行 MIAVR 的情况,尤其是在外科医生学习曲线期间。例如,膈肌麻痹、主动脉钙化和胸壁异常(如漏斗胸、鸡胸)。

在考虑 ART 入路时,胸部 CT 可以提供重要信息,让我们了解主动脉和胸骨的关系,降低手术难度。此外,在选择肋间隙时,可以根据哪个肋间隙最接近右心耳尖端来优先选择,特别是当更倾向于使用中心插管时。ART 更适用的情况是,在肺动脉分叉水平的轴位 CT 图像中[17]:

- 主动脉超过 50% 位于胸骨右缘外侧(图 5.4);
- 胸骨到胸壁的距离少于 10cm。

我们认为正如 Glauber 等[17]描述的那样,在外科医生学习曲线期间,更应该测量主动脉与胸壁之间的距离,而不是主动脉与胸骨之间的距离,因其能为术者提供术中的实际测量值。

在考虑外周插管时,应仔细评估血管系统,特别是针对既往有周围血管和脑血管

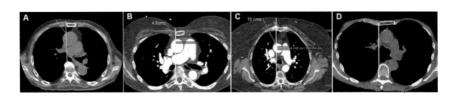

图 5.4　在设计 ART 手术入路时 CT 扫描的重要性。(A)通过分析肺动脉分叉的横断面 CT,来评估胸骨右缘外侧升主动脉的比例(长白线),以及胸壁切口距离升主动脉的距离(短白线)。(B)例 1:升主动脉有 40% 在胸骨右缘外侧,胸壁距离<5cm,因此适用于 ART-AVR 手术。(C)例 2:升主动脉有 30% 在胸骨右缘外侧,胸壁距离 10cm,因此不适用 ART-AVR 手术,特别是在术者学习曲线期间。(D)例 3:主动脉距离胸壁非常近(<5cm),但其左侧边缘在胸骨右缘内,因此同样不适合 ART-AVR 手术。

疾病病史的患者,必要时进行 CT 血管造影。与以往观念相反,已报道文献中,使用外周动脉插管和逆行灌注的脑卒中风险与传统的顺行灌注相似。如果外周动脉和(或)主动脉不适合插管,则需要选择不同的动脉插管策略。在这些情况下,对侧股动脉、锁骨下动脉或升主动脉可作为插管替代部位。拥有良好的超声引导下经导丝插管的能力非常重要。

超声心动图评估主动脉瓣、主动脉根部和心室功能也是非常重要的。二叶瓣畸形、瓣膜重度钙化和细小主动脉根部可能导致一个困难的手术过程,最好能够避免,特别是在学习曲线期间。由于大多数 MIAVR 手术比经全胸骨切开术进行 AVR 需要的时间更长,评估左心室功能很重要。对于左心室功能差的患者,MIAVR 可能不是最优选择。

在学习曲线期间,最好避免选择以下类型患者:

- 肥胖;
- 左心室功能差;
- 二尖瓣重度钙化;
- 主动脉根部细小。

MIAVR 的优缺点

通过随机对照试验比较传统胸骨切开术与 MIAVR,由于患者自身的意愿、外科医生操作偏倚,以及最重要的因素即缺乏标准化的手术方法,都使其面临巨大挑战。所有全胸骨切开术后可能的并发症也同样可能会发生在微创手术患者上[18]。但理论上,避免全胸骨切开术应该有助于更快恢复和更少的术后并发症。因此,由于微创切口能够提供更好的胸骨稳定性,同时胸骨感染的风险较低(甚至接近于 0),胸骨骨髓暴露区域较小(甚至没有暴露),骨膜区域也可以使出血最少化,对呼吸功能的影响也可能较小,并有助于在术后快速下床活动。

几项回顾性研究显示,MIAVR 可减少患者手术创伤、术后疼痛、输血、肾衰竭风险和机械通气时间,并因此减少 ICU 时间[4,19-21]。术后住院时间也相对缩短,患者满意度和体力活动恢复程度也得到改善[4,19-21]。Murtuza 等发表了 MIAVR 与传统 AVR 研究的 Meta 分析,纳入了 20 多项研究,包括 4000 多名患者[21]。研究发现,MIAVR 与死亡率降低、ICU 时间和住院时间缩短、机械通气时间减少,以及输血率降低显著相关[21]。一些外科医生还主张将 MIAVR 用于二次手术患者,因为较小的创伤会导致较少的胸廓内结构损伤风险,如左乳内动脉桥损伤[8]。

综上所述,微创主动脉瓣手术存在许多理论优势,包括:

1.更小且美观的切口。

2.减少术后疼痛。

3.仅在部分胸壁操作,损伤小,也减少了对其他部位的创伤。

4.改善术后呼吸功能。

5.术后恢复更快。

6.由于心包下半部分保持完整,有利于二次手术。

然而,与传统 AVR 相比,MIAVR 还与更长的主动脉阻断时间、CPB 时间和手术时间相关,尤其是在学习曲线期间[21]。MIAVR 手术在技术上也比传统 AVR 要求更高,并且会在手术过程中有更多的犯错可能。一些外科医生担忧 MIAVR 手术期间心肌保护的质量,因为术中心脏停搏液的管理可能具有挑战性。由于长效停搏液(如 Custodiol)的使用,现在这一点已经不是问题,尽管这样会导致费用高昂[22]。在 MIAVR 手术结束时排气可能是不充分的,但术中使用二氧化碳能够解决这个问题。 MIAVR 的另一个潜在缺陷是与外周插管有关的并发症,这可能会导致伤口感染、假性动脉瘤、淋巴瘤和周围神经系统问题[23]。

在术后并发症方面,MIAVR 在心房颤动和脑血管事件的发生风险上不逊于甚至优于传统 AVR[24]。最近推出的无缝线瓣膜可以缩短手术时间并简化手术步骤。随着时间的推移,设备和技术的改进已经逐渐降低了手术的死亡率,并且允许外科医生在高危人群和高龄人群中进行 MIAVR,同时生存率显著高于预期[4]。

手术操作技巧

MIAVR 需要外科医生、灌注医师、麻醉医师、心内科专家和护士的共同努力以达到最佳的临床结局。为了术后早期拔管,麻醉医师需要认识到调节麻醉药、镇静剂和肌松药剂量的重要性。术中应常规使用经食管超声心动图(TOE)。当患者存在手术风险或特殊操作需要时,术前应放置肺动脉导管。对于 UHS 入路,单腔气管插管是合适的,但对于 ART 入路, 在学习曲线期间以及在难以使用双腔气管插管或支气管堵塞器的患者中,右肺隔离技术是行之有效的。为了在 CPB 期间提供足够的静脉回流量,通常使用负压辅助静脉引流或动力辅助静脉引流。两种手术术前均将患者呈仰卧位摆放,消毒颈部到大腿中部做术野准备,体外除颤器的放置同二次手术。重要的是,无论何种微创入路,一旦无法充分暴露术野,则应考虑转换为全胸骨切开术,以确保外科医生可以使用熟悉的方法安全地完成瓣膜置换。

UHS 入路

这是所有主动脉瓣微创入路中最常用的一种。Gillinov 报道了 2000 年在克利夫兰诊所的 365 例接受 UHS 的患者令人满意的结果[25]。来自布莱汉姆小组的 Mihaljevic 等报道了 526 例 MIAVR 患者，其并发症发生率和死亡率不逊于甚至优于传统 AVR[26]。最近的一些研究，包括 Bonacchi 等[27]和 Bakir 等[28]的随机对照试验发现，与传统 AVR 相比，微创手术均取得了更好的结果。

"J"形胸骨切开术是通过胸骨上部 5~8cm 的正中切口进行的，先使用标准电锯从胸骨角或稍高处锯至第 3 或第 4 肋间水平。然后使用窄片摆锯向左侧或右侧第 3 或第 4 肋间锯开胸骨。操作时尽一切努力保护乳内动脉。通常"J"形的尾巴更倾向于在第 4 肋间，以提供理想的术野暴露。但切记操作前回顾术前胸片，根据具体情况选择肋间。如果采用"V"形或"T"形胸骨切开术，则切口通常在第 2 或第 3 肋间隙向双侧延伸。"V"形或"T"形胸骨切开术不应该在第 4 肋间进行，因为它有可能使胸骨不稳定，特别是当转换为全胸骨切开术时(图 5.5A，B)。

通常用 Kuros-Baxter 撑开器撑开胸骨。正中打开心包，至少缝三针心包牵引线，以便能从任一侧牵引心包来扩大术野。给予全身肝素化。升主动脉直接插管，但应尽可能向远端插管，以提供足够大的操作空间。静脉插管可以是外周静脉或右心耳。在行 CPB 时，中心温度通常为 34℃~35℃。使用静脉负压吸引以促进手术顺利进行是非常必要的，其重要性怎么强调也不为过。

如果行顺行灌注，则可以通过主动脉根部灌注或者直接通过冠状动脉口灌注来保护心肌。如果需要的话，也可以经颈内静脉或外周静脉逆行灌注停搏液。左心室可以直接通过主动脉瓣、肺静脉或肺动脉排空，或者间接地通过经皮放置的肺动脉吸引管排空。主动脉上横行切口的位置要比传统手术稍高一点，以便在手术结束时更方便缝合和观察出血。该入路的其余手术步骤与传统 AVR 类似。使用打结工具如 CoreKnot® 或无缝线瓣膜可以缩短瓣膜植入时间。

由于右心室不容易暴露，在开放主动脉之前，要在右心室表面缝临时起搏线。如果

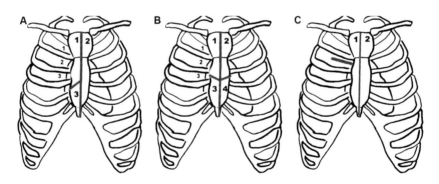

图 5.5　各种微创入路转换为全胸骨切开术时对胸骨的可能影响。(A)当"J"形胸骨切开术转换为全胸骨切开术时，胸骨被分割成三部分。(B)当"T"形胸骨切开术转换为全胸骨切开术，胸骨被分割成四部分。(C)将 ART 转换为全胸骨切开术，仅将胸骨分割成两部分，与传统开胸术相同。

操作困难的话,则通过颈静脉放置起搏导线。将二氧化碳持续注入手术区域去除空气,并在经食管超声的帮助下监测心脏。

CPB 以常规方式停机,随后拔管并注射鱼精蛋白。心包引流管置于剑突下或胸骨旁。关胸时使用三条或四条钢丝横行捆绑胸骨,一根钢丝斜向捆绑 J 形尾端和胸骨下部。

ART 入路

ART 入路避免了胸骨切开,但术野暴露有限。可以通过利用外周血管插管、通气和灌注停搏液来改善术野面积。专用的长柄器械、打结器和无缝线瓣膜有助于完成手术。有几位作者报道了主动脉瓣微创手术在 ART 入路中取得了优异的结果,其死亡率和并发症发生率较低[29-31]。

ART 入路通常选择右侧第 2 或第 3 肋间隙 4~6cm 的切口(图 5.3B)。进入胸腔后,通常将右侧乳内动脉结扎并离断。可以将第三或第四肋切断与胸骨分离,以充分暴露右心耳。将软组织牵开器插入切口,然后插入带有窄叶片的刚性牵开器。通过适当的方式缝心包牵引线,将主动脉牵拉至术野内,扩大操作空间。CPB 可以中心插管,但通常是外周插管(图 5.3C)。主动脉阻断钳可以直接放在切口中,也可以在切口的下一肋间再开一个小切口来放入阻断钳。心脏停搏液通过主动脉根部或冠状动脉口顺行灌注,也可以通过经皮颈静脉导管逆行灌注到冠状静脉窦。排气管直接插入右上肺静脉或经皮穿刺入肺动脉排气。顺畅的静脉引流和充分的排气对于这种方法至关重要,右心吸引管有助于静脉引流。主动脉切开、人工瓣膜植入和起搏导丝放置的技术细节与 UHS 入路相同。在手术结束时,通过另一个单独的肋间将胸腔引流置于右侧胸腔,不缝合心包。使用不可吸收的编织缝线将脱离的肋骨重新附着于胸骨。可以使用各种关胸技巧来避免肺疝形成。彻底关闭胸腔很重要,必须使用不可吸收缝线。

右胸骨旁入路

首次微创主动脉瓣手术的尝试就是右胸骨旁入路。Cohn 等[32]和 Minale 等[33]在 1998 年描述了他们使用右胸骨旁切口行 AVR 的经验,他们报道了低的死亡率和并发症发生率。然而,这种手术可能会导致小部分患者出现肺疝的风险,无论从生理角度还是美观角度,这都是令人烦恼的,并且通常需要二次手术以修复缺损。因此,这种入路的普及率就降低了。

这种方法通过垂直的右上胸骨旁切口,切断并取出第 2、第 3 和第 4 肋软骨。通常结扎并离断右乳内动脉。它的入路与之前描述的 UHS 入路相似,因此,插管、体外循环、心肌保护、通气和主动脉瓣置换的技术都相同。

横向胸骨切开入路

这是微创主动脉瓣手术一种罕见的入路。De Amicis 等[34]、Lee 等[35]、Karimov 等[36] 和 Aris 等[37]报道了他们的横向胸骨切开术的经验,并报道了良好的结果。其他人如 Bridgewater 等,报道的死亡率高得令人无法接受,且并发症发生率高(因出血再次开胸,住院时间更长,瓣周漏等)[18]。

此入路通常需要在胸骨角两侧做向外延伸的 8~10cm 横切口。为了提供足够的操作空间,双侧乳内动脉必须结扎并离断。在胸骨角处横向切开胸骨,牵开器放置后,胸骨边缘牵拉至头尾平面。该切口可以充分暴露术野,并且能够行中央主动脉插管和标准 AVR。但是,静脉插管和排气针往往需要经皮插管。这种入路在目前的临床实践中很少使用。

哪种入路最好

微创主动脉瓣手术(MIAVR)目前最常用的两种入路是 UHS 和 ART。我们已经提到了一些将 MIAVR 与传统 AVR 进行比较的研究。然而,很少有比较 UHS 和 ART 入路的研究。Miceli 等回顾性研究了 406 例接受 ART 入路或微创胸骨切开入路的 AVR 患者, 发现接受 ART 入路的患者相比微创胸骨切开入路的患者, 术后拔管时间缩短 [中位时间 7 小时,四分位间距(IQR)5~9 小时对中位时间 8 小时,IQR 6~12 小时,$P=0.003$],术后新发房颤率较低(19.5%对 34.2%,$P=0.01$),ICU 住院时间较短(中位数 1 天,IQR1~1 天对中位数 1 天,IQR 1~2 天,$P=0.001$) 和总住院天数也较短 (中位数 5 天,IQR 5~6 天对中位数 6 天,IQR5~8 天,$P=0.0001$)[38]。此外,相对于微创胸骨切开的患者,ART 患者 1 年和 5 年生存率更高(97%和 86%对 94%和 80%,$P=0.1$),尽管差异并无统计学意义[38]。同样,在倾向评分匹配分析中,Hiraoka 等[35]发现 ART 患者与部分或全胸骨切开术患者相比,输血率较低(42%对 67%,$P=0.025$),手术时间较短(235±35min 对 272±73min;$P=0.009$),ICU 住院时间缩短(1.4±0.8 天对 2.2±1.1 天,$P=0.001$),住院时间缩短(13.3±6.5 天对 21.5±10.3 天,$P=0.001$)[39]。此外,接受 ART 入路的患者术后几乎没有受到物理限制,因为胸骨在手术过程中保持完整和稳定。这与接受 UHS 入路的患者术后需要采取胸骨预防保护措施形成对比。当然,需要更大规模的随机对照研究来详细比较两种方法的疗效和益处。

MIAVR 术后护理和术后的生活质量

很少有文章详细说明患者行 MIAVR 术后的生活质量、疼痛程度和切口美容效果。

一项研究使用诺丁汉健康问卷对术前、术后和 3 个月随访时的生活质量进行评估[40]。该研究比较接受常规 AVR 的患者和接受 UHS 入路的患者,发现所有患者的生活质量在术后早期均下降。3 个月后, 所有患者均报告生活质量较术前改善, 且传统 AVR 和 MIAVR 并无差异。该研究还发现传统 AVR 和 MIAVR 的早期或晚期疼痛水平没有差异[40]。其他研究者也发现这两者在术后生活质量、疼痛程度没有差异,令人惊讶的是,患者对切口美容效果的认知亦没有差异[41-43]。相比之下,多项随机和倾向匹配的队列研究发现,微创手术患者术后疼痛较少,主要还是与术后镇痛药物使用量相关[16,27,44-47]。其中一项研究还发现传统 AVR 和 MIAVR 患者都能够迅速恢复到正常活动水平[47]。

未来发展方向

患者期望通过最小创伤入路完成 AVR 手术的心态是很常见的。如果 MIAVR 的结果与传统 AVR 相同,那么这项技术应该提供给患者,并且外科医生们有必要学习这些技术[7]。外科团队培训、仔细的患者选择和监测能够最大程度地减少与学习曲线相关的不良事件。打结装置如 Corknot 和快速释放瓣膜的使用,对 MIAVR 适应证的扩大产生了积极影响。在最近一项针对接受 MIAVR 和置入无缝线瓣膜的患者的研究中,Santarpino 等在无缝线瓣膜组中展示了更好的结果, 提示 MIAVR+无缝线瓣膜的联合使用, 可能是 TAVR 和传统手术之间灰色区域的高危患者可以考虑的一线治疗[48]。Gilmanov 等发表了一项针对行 ART 入路 AVR 手术的 515 例患者的研究,其中 269 例使用传统瓣膜,246 例使用无缝线瓣膜[49]。他们发现无缝线组 CPB 和主动脉阻断时间明显缩短,而围术期脑卒中、植入起搏器和住院期间死亡率相当[49]。在中位随访 21 个月时, 在 80 岁以上患者中, 无缝线瓣膜组的实际存活率相比传统瓣膜组高出 2 倍(100% 对 50%,P=0.02)[49]。

结　论

MIAVR 是安全和可重复的。有大量证据表明,术后住院时间缩短,出血量减少和术后疼痛等并发症减轻均与微创手术相关, 这反映了 MIAVR 具有更快的术后恢复,并且能够在早期恢复正常活动的优势。

（莫然　丁庆伟　译）

参考文献

[1]   Tjang YS, van Hees Y, Körfer R, Grobbee DE, van der Heijden GJ. Predictors of mortality after aortic valve replacement. *Eur J Cardiothorac Surg.* 2007; 32(3): 469-74.

[2]   Vahanian A, Alfieri O, Andreotti F, Antunes MJ, Barón-Esquivias G, Baumgartner H, Borger MA, Carrel TP, De Bonis M, Evangelista A, Falk V, Lung B, Lancellotti P, Pierard L, Price S, Schäfers HJ, Schuler G, Stepinska J, Swedberg K, Takkenberg J, Von Oppell UO, Windecker S, Zamorano JL, Zembala M; ESC Committee for Practice Guidelines (CPG); Joint Task Force on the Management of Valvular Heart Disease of the European Society of Cardiology (ESC); European Association for Cardio-Thoracic Surgery (EACTS).

[3]   Guidelines on the management of valvular heart disease (version 2012): the Joint Task Force on the Management of Valvular Heart Disease of the European Society of Cardiology (ESC) and the European Association for Cardio-Thoracic Surgery (EACTS). *Eur J Cardiothorac Surg* 2012;42(4):S1-44.

[4]   Thourani VH, Ailawadi G, Szeto WY, Dewey TM, Guyton RA, Mack MJ, Kron IL, Kilgo P, Bavaria JE. Outcomes of Surgical Aortic Valve Replacement in High-Risk Patients: A Multi -institutional Study. *Ann of Thor Surg* 2011;91(1): 49 – 56.

[5]   Tabata M, Umakanthan R, Cohn LH, Bolman RM 3rd, Shekar PS, Chen FY, Couper GS, Aranki SF. Early and late outcomes of 1000 minimally invasive aortic valve operations. *Eur J Cardiothorac Surg* 2008; 33:537–41.

[6]   Brown JM, O'Brien SM, Wu C, Sikora JA, Griffith BP, Gammie JS. Isolated aortic valve replacement in North America comprising 108,687 patients in 10 years: changes in risks, valve types, and outcomes in the Society of Thoracic Surgeons National Database. *J Thorac Cardiovasc Surg.* 2009; 137(1):82-90.

[7]   Bouma BJ, van den Brink RB, Zwinderman K, Cheriex EC, Hamer HH, Lie KI, Tijssen JG. Which elderly patients with severe aortic stenosis benefit from surgical treatment? An aid to clinical decision making. *J Heart Valve Dis* 2004; 13(3):374-81.

[8]   Lamelas J, Nguyen TC. Minimally Invasive Valve Surgery: When Less Is More. *Semin Thorac Cardiovasc Surg 2015*;27(1):49-56.

[9]   Tabata M, Khalpey Z, Shekar PS, Cohn LH. Reoperative minimal access aortic valve surgery: minimal mediastinal dissection and minimal injury risk. *J Thorac Cardiovasc Surg* 2008;136(6):1564-8.

[10]   STS National Database Spring 2003, Executive Summary. Duke Clinical

Research Institute, Durham, NC (2003).

[11] Schmitto JD, Mokashi SA, Cohn LH. Minimally-invasive valve surgery. *J Am Coll Cardiol* 2010; 56:455-62.

[12] Makkar RR, Fontana GP, Jilaihawi H, Kapadia S, Pichard AD, Douglas PS, Thourani VH, Babaliaros VC, Webb JG, Herrmann HC, Bavaria JE, Kodali S, Brown DL, Bowers B, Dewey TM, Svensson LG, Tuzcu M, Moses JW, Williams MR, Siegel RJ, Akin JJ, Anderson WN, Pocock S, Smith CR, Leon MB; PARTNER Trial Investigators. Transcatheter aortic-valve replacement for inoperable severe aortic stenosis. *N Engl J Med.* 2012;366(18):1696-704.

[13] Rosengart TK, Feldman T, Borger MA, Vassiliades TA Jr, Gillinov AM, Hoercher KJ, Vahanian A, Bonow RO, O'Neill W; American Heart Association Council on Cardiovascular Surgery and Anesthesia; American Heart Association Council on Clinical Cardiology; Functional Genomics and Translational Biology Interdisciplinary Working Group; Quality of Care and Outcomes Research Interdisciplinary Working Group. Percutaneous and minimally invasive valve procedures: a scientific statement from the American Heart Association Council on Cardiovascular Surgery and Anesthesia, Council on Clinical Cardiology, Functional Genomics and Translational Biology Interdisciplinary Working Group, and Quality of Care and Outcomes Research Interdisciplinary Working Group. *Circulation* 2008; 117: 1750-67.

[14] Rao PN, Kumar AS. Aortic valve replacement through right thoracotomy. *Tex Heart Inst J* 1993; 20:307-8.

[15] Cohn LH. Minimally invasive aortic valve surgery: technical considerations and results with the parasternal approach. *J Card Surg* 1998;13(4):302-5.

[16] Cosgrove DM 3rd, Sabik JF: Minimally invasive approach for aortic valve operations. *Ann Thorac Surg* 1996; 62(2):596-597.

[17] Cohn LH, Adams DH, Couper GS, Bichell DP, Rosborough DM, Sears SP, Aranki SF.

[18] Minimally invasive cardiac valve surgery improves patient satisfaction while reducing costs of cardiac valve replacement and repair. *Ann Surg* 1997;226(4):421-426.

[19] Glauber M, Miceli A, Bevilacqua S, Farneti PA. Minimally invasive aortic valve replacement via right anterior minithoracotomy: early outcomes and midterm follow-up. *J Thorac Cardiovasc Surg* 2011; 142:1577-9.

[20] Bridgewater B, Steyn RS, Ray S, Hooper T: Minimally invasive aortic valve replacement through a transverse sternotomy: a word of caution. *Heart* 1998; 79(6):605-607.

[21] Brown JM, O'Brien SM, Wu C, Sikora JA, Griffith BP, Gammie JS.

Isolated aortic valve replacement in North America comprising 108,687 patients in 10 years: changes in risks, valve types, and outcomes in the society of thoracic surgeons national database. *J Thorac Cardiovasc Surg* 2009; 137: 82–90.

[22] Glauber M, Miceli A, Gilmanov D, Ferrarini M, Bevilacqua S, Farneti PA, Solinas M. Right anterior minithoracotomy versus conventional aortic valve replacement:a propensity score matched study. *J Thorac Cardiovasc Surg* 2013; 145:1222–6.

[23] Murtuza B, Pepper JR, Stanbridge RD, Jones C, Rao C, Darzi A, Athanasiou T. Minimal access aortic valve replacement: is it worth it? *Ann Thorac Surg.* 2008; 85:1121-31.

[24] Savini C, Murana G, Di Eusanio M, Suarez SM, Jafrancesco G, Castrovinci S, Castelli A, Di Bartolomeo R. Safety of single-dose histidine-tryptophan ketoglutarate cardioplegia during minimally invasive mitral valve surgery. *Innovations (Phila)* 2014;9(6):416-20.

[25] Iribarne A, Easterwood R, Chan EY, Yang J, Soni L, Russo MJ, Smith CR, Argenziano M. The golden age of minimally invasive cardiothoracic surgery: current and future perspectives. *Future Cardiol.* 2011;7(3):333-46.

[26] Murtuza B, Pepper JR, Stanbridge RD, Darzi A, Athanasiou T. Does minimal-access aortic valve replacement reduce the incidence of postoperative atrial fibrillation? *Tex Heart Inst J* 2008;35(4):428-38.

[27] Gillinov AM, Banbury MK, Cosgrove DM. Hemisternotomy approach for aortic and mitral valve surgery. *J Card Surg* 2000; 15(1):15-20.

[28] Mihaljevic T, Cohn LH, Unic D, Aranki SF, Couper GS, Byrne JG. One thousand minimally invasive valve operations: early and late results. *Ann Surg* 2004;240(3):529-534.

[29] Bonacchi M, Prifti E, Giunti G, Frati G, Sani G. Does ministernotomy improve postoperative outcome in aortic valve operation? A prospective randomized study. *Ann Thorac Surg* 2002; 73(2):460-465.

[30] Bakir I, Casselman FP, Wellens F, Jeanmart H, De Geest R, Degrieck I, Van Praet F, Vermeulen Y, Vanermen H. Minimally invasive versus standard approach aortic valve replacement: a study in 506 patients. *Ann Thorac Surg* 2006; 81(5):1599-1604.

[31] Yakub MA, Pau KK, Awang Y. Minimally invasive "pocket incision" aortic valve surgery. *Ann Thorac Cardiovasc Surg* 1999; 5(1):36-39.

[32] Minale C, Tomasco B, Di Natale M. A cosmetic access for minimally invasive aortic valve replacement without sternotomy in women. *Ital Heart J 2002*;3(8):473-475.

[33] Plass A, Scheffel H, Alkadhi H, Kaufmann P, Genoni M, Falk V, Grünenfelder J. Aortic valve replacement through a minimally invasive approach: preoperative planning, surgical technique and outcome. *Ann*

Thorac Surg 2009; 88(6):1851-1856.

[34] Cohn LH. Minimally invasive aortic valve surgery: technical considerations and results with the parasternal approach. *J Card Surg* 1998; 13(4):302-305.

[35] Minale C, Reifschneider HJ, Schmitz E, Uckmann FP. Minimally invasive aortic valve replacement without sternotomy. Experience with the first 50 cases. *Eur J Cardiothorac Surg* 1998;14(Suppl 1):S126-129.

[36] De Amicis V, Ascione R, Iannelli G, Di Tommaso L, Monaco M, Spampinato N. Aortic valve replacement through a minimally invasive approach. *Tex Heart Inst J* 1997;24(4):353-355.

[37] Lee JW, Lee SK, Choo SJ, Song H, Song MG. Routine minimally invasive aortic valve procedures. *Cardiovasc Surg* 2000;8(6):484-490.

[38] Karimov JH, Santarelli F, Murzi M, Glauber M. A technique of an upper V-type ministernotomy in the second intercostal space. *Interact Cardiovasc Thorac Surg* 2009; 9(6):1021-1022.

[39] Aris A, Padro JM, Camara ML. Minimally invasive aortic valve replacement. *Rev Esp Cardiol* 1997; 50(11):778-781.

[40] Miceli A, Murzi M, Gilmanov D, Fugà R, Ferrarini M, Solinas M, Glauber M. Minimally invasive aortic valve replacement using right minithoracotomy is associated with better outcomes than ministernotomy. *J Thorac Cardiovasc Surg* 2014;148(1):133-7.

[41] Hiraoka A, Totsugawa T, Kuinose M, Nakajima K, Chikazawa G, Tamura K, Yoshitaka H, Sakaguchi T. Propensity Score-Matched Analysis of Minimally Invasive Aortic Valve Replacement. *Circ J* 2014;78(12):2876-81.

[42] Walther T, Falk V, Metz S, Diegeler A, Battellini R, Autschbach R, Mohr FW. Pain and quality of life after minimally invasive versus conventional cardiac surgery. *Ann Thorac Surg* 1999;67(6):1643–1647.

[43] Aris A, Cámara ML, Montiel J, Delgado LJ, Galán J, Litvan H. Ministernotomy versus median sternotomy for aortic valve replacement: A prospective, randomized study. *Ann Thorac Surg* 1999;67(6):1583–1587.

[44] Dogan S, Dzemali O, Wimmer-Greinecker G, Derra P, Doss M, Khan MF, Aybek T, Kleine P, Moritz A. Minimally invasive versus conventional aortic valve replacement: A prospective randomized trial. *J Heart Valve Dis* 2003;12(1):76–80.

[45] Detter C, Deuse T, Boehm DH, Reichenspurner H, Reichart B. Midterm results and quality of life after minimally invasive vs. conventional aortic valve replacement. *Thorac Cardiovasc Surg* 2002;50(6):337–341.

[46] Ahangar AG, Charag AH, Wani ML, Ganie FA, Singh S, Ahmad Qadri SA, Ahmad Shah Z. Comparing aortic valve replacement through right anterolateral thoracotomy with median sternotomy. *Int Cardiovasc Res J*

2013;7(3):90–94.

[47] Johnston DR, Atik FA, Rajeswaran J, Blackstone EH, Nowicki ER, Sabik JF 3rd, Mihaljevic T, Gillinov AM, Lytle BW, Svensson LG. Outcomes of less invasive J-incision approach to aortic valve surgery. *J Thorac Cardiovasc Surg* 2012;144(4):852–858. e3.

[48] Moustafa MA, Abdelsamad AA, Zakaria G, Omarah MM. Minimal vs median sternotomy for aortic valve replacement. *Asian Cardiovasc Thorac Ann* 2007;15(6):472–475.

[49] Mächler HE, Bergmann P, Anelli-Monti M, Dacar D, Rehak P, Knez I, Salaymeh L, Mahla E, Rigler B. Minimally invasive versus conventional aortic valve operations: A prospective study in 120 patients. *Ann Thorac Surg* 1999;67(4):1001–1005.

[50] Santarpino G, Pfeiffer S, Jessl J, Dell'Aquila AM, Pollari F, Pauschinger M, Fischlein T. Sutureless replacement versus transcatheter valve implantation in aortic valve stenosis: a propensity-matched analysis of 2 strategies in high-risk patients. *J Thorac Cardiovasc Surg* 2014; 147:561-7.

[51] Gilmanov D, Miceli A, Ferrarini M, Farneti P, Murzi M, Solinas M, Glauber M. Aortic valve replacement through right anterior minithoracotomy: can sutureless technology improve clinical outcomes? *Ann Thorac Surg* 2014;98(5):1585-92.

第6章

胸骨正中小切口主动脉瓣手术

Jared P. Beller, Gorav Ailawadi

摘　要

微创心脏外科手术,尤其在主动脉瓣外科治疗领域,正在受到越来越多的关注。目前,微创手术入路有很多种选择,其中,上半段胸骨切口已经成为最可依赖的手术入路之一。许多患者从该术式中获益,如可缩短住院时间和重症监护病房停留时间,减少手术创伤,以及有望降低总医疗费用。最近,微创手术入路以及快速可展型瓣膜的联合应用为该创新技术锦上添花。本章将阐述经上半段胸骨切口入路主动脉瓣膜置换术的方法以及技术问题。另外,我们也将讨论该技术的简要发展历程、微创主动脉瓣置换术的临床结果及其未来的发展方向。

关键词:主动脉瓣,微创,半胸骨切开术,无缝线心脏瓣膜

简　介

几十年来,开胸行主动脉瓣置换术(AVR)一直是主动脉瓣疾病治疗的金标准。尽管它的安全性以及有效性经过多年临床经验的验证,但是术后恢复时间长,在重返平时日常生活和工作岗位之前,患者将有数周的限制活动期。

在 20 世纪 90 年代,出于对术后伤口愈合不良以及血管并发症的担忧,小切口微创手术的理念受到了一定程度的关注。最近,越来越多的外科医生对微创脉瓣置换手术感兴趣。主要的手术入路有两种:前右侧迷你开胸术(ART)和上半段胸骨切开术(UHS)。入路的选择因术者的喜好而异,但每种手术入路都有其优缺点,同时患者术前

基本情况也会影响着理想手术入路的选择。尽管微创手术已经发展了接近 20 年,但是尚未获得广泛的应用。手术技术难度的挑战以及手术时间延长的困扰依然存在。快速可展型、无缝合生物瓣膜可应用于微创手术。这种新型瓣膜结合微创手术入路的理念,有望消除手术以及心肌缺血时间延长的困扰。因此,微创手术和节省手术时间的新型瓣膜的研发又重新获得人们的关注,而微创手术可作为经皮导管介入手术的替代方案。

本章我们将讨论微创主动脉瓣置换术(MIAVR)UHS 入路的技术问题及其临床结果。

半胸骨切开(UHS)微创主动脉瓣置换术

术前评估

接受经 UHS 入路 AVR 的患者和接受传统全胸骨切开术患者的术前评估基本一致。然而,我们仍需要强调以下几点,即对脑血管疾病和冠状动脉疾病同时进行评估,包括对患者进行合适的术前风险分层,以及若有必要,对患者行双侧颈动脉和心导管检查。倘若患者患有严重的冠状动脉疾病,则不应对这类患者采取 UHS 入路,因为外科医生很难从该手术入路行冠状动脉旁路移植术。术前对胸部进行 CT 平扫有助于手术方案的制订。这有助于术者对主动脉瓣和邻近胸骨进行精确的解剖定位,并且决定从哪个肋间隙(第 3 肋间隙或第 4 肋间隙)行 UHS 入路。同时,CT 评估有助于术者定位主动脉粥样硬化或者钙化部位,进而制订主动脉插管和阻断的策略。尽管我们偏向行升主动脉插管,但如果需要行周围动脉插管进行逆行灌注的话,那么则应该对主动脉、髂动脉以及股动脉进行 CT 造影检查并且评估周围血管疾病。

最初的手术步骤

根据术前 CT 成像以及切口和主动脉瓣最近的距离,选择第 3 或者第 4 肋间隙。首先,从胸骨柄下侧开始行 5~6cm 的切口,分离皮下组织从而暴露胸骨切迹以及肋间隙,仔细分离开胸廓内皮蒂。使用胸骨锯行"J"形的胸骨切开术,即从胸骨切迹开始,止于患者右侧第 3 或者第 4 肋间隙(图 6.1)。比较少见的是,如果 CT 平扫提示主动脉瓣朝向患者的左侧,则应行"倒 T"或者"L"形胸骨切开术。放置并展开一个小的Finochietto 牵开器,为术者和助手暴露良好的视野(图 6.2)。

完全切除胸腺脂肪组织,有助于暴露视野。切开心包,在心包两侧做缝线牵拉心包从而将心脏暴露在术中切口范围之内。常规地对升主动脉的远端进行主动脉直接插管。微创手术的两大原则是：①静脉的完全引流；②心肌保护。我们一般是在经食管心脏彩超（TEE）的指引下使用 Seldinger 技术，进行经皮置入一个长型、多级静脉插管至股静脉。理想的情况是，导管的尖端可到达下腔静脉，并且在必要情况下可伸缩自如。静脉导管的型号一般为 25F，以达到良好的静脉引流。使用二氧化碳布满手术视野，从而减少气体栓塞的风险。

心肌保护

使用中等低温技术（33°C~35°C），并使用 del Nido 心肌保护液进行顺行灌注，以及体表放置冰块来保护心肌。如果遇到中度或重度主动脉瓣关闭不全，则应将逆行心肌停搏液灌注管经右心房插入冠状静脉窦，或更常见的是，由麻醉医师经皮插入右侧颈内静脉。使用 TEE 确认灌注管准确放置在冠状静脉窦。一旦开始体外循环，我们应将一个带有通管丝的 13F 左心引流管通过右上肺静脉放置入左心室。直接阻断主动脉，并可使用阻断钳轻柔地向上牵拉主动脉。用无菌勺在心脏局部放置冰块。一般来说，根据心脏停搏的速度，使用 1200~1500mL del Nido 停搏液顺行灌注心肌，并且若有必要，每隔 60 分钟再灌注一次。若有主动脉瓣显著关闭不全，可逆行灌注停搏液或者切开主动脉，手持灌注导管直接灌注左右冠脉系统。

暴露和瓣膜植入

一旦心脏停跳，在主动脉做横行切口，切口为一曲线，头侧向左，且远离肺动脉方向走行。主动脉切口的远端则固定于心包上缘。将三个缝线分别缝合在瓣膜交界，以有助于暴露手术术野（图 6.3）。由于需要确保手术术野无任何碎屑，我们应小心谨慎地切除病变的瓣膜，使用间断无垫片水平缝合技术将 2-0 缝线缝至瓣环，然后再穿过人工瓣膜的缝合环。小心谨慎地将新的瓣膜放置于瓣环中。使用 CorKnot 系统（LSI Solution，Victor，NY）能够保证将瓣膜安置在正确的位置，但在此之前，通常分别在瓣膜三个交界放置缝线，以确保正确地放置瓣膜。尽管无缝合生物瓣[3F（Medtronic，Minneapolis，MI），Perceval（LivaNova，London，UK）或 INTUITY（Edwards，Irvina，CA）]尚未投入美国的市场，且在临床试验阶段，但这些瓣膜有可能得到采用。将原有的瓣膜切除后，将新的瓣膜放置在正确位置，调整合适的位置，同时将瓣膜展开。

停止体外循环

一旦将瓣膜缝合或安置好，则缝合上主动脉切口，经主动脉根部灌注混有胺碘酮的温血，且在阻断钳开放前将心脏起搏器金属导线放置于右心室表面。在开放阻断钳之前，使用温血灌注数分钟，直至可持续性原始或者起搏心律出现。由于切口较小难以

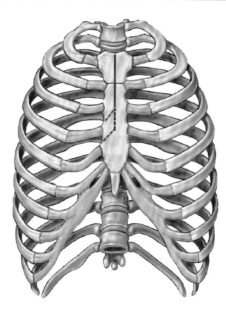

图 6.1　微创半段胸骨切开("J"形胸骨切口),从第 3 或第 4 肋间隙延伸。

观察到左心室,因此心室纤颤是较为担忧的并发症。尽管可使用儿童型的除颤器,但由于小切口,我们认为经皮除颤技术更加容易,可在肺部膨胀时实施该技术。对于微创和传统正中开胸手术而言,瓣周漏都是少见的并发症,但它可引起心室膨胀。一旦确认恢复正常心律以及心脏瓣膜功能,则可在 TOE 指引下或使用各种患者体位,经主动脉根部进行排气。停止体外循环后,可将股静脉插管移除,缝合静脉切口以便止血。人工压

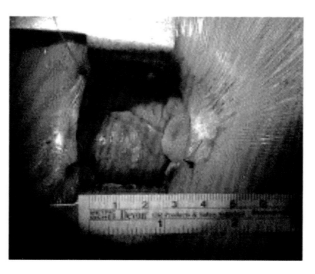

图 6.2　从半段胸骨切口暴露升主动脉的手术视野。

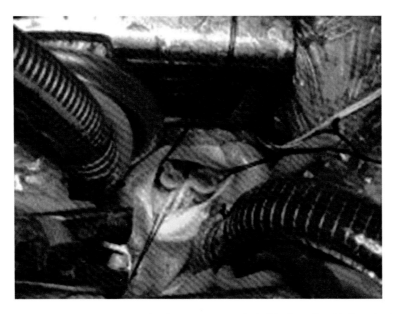

图 6.3　切开主动脉后,将三个缝线分别缝合在瓣膜交界,将瓣膜抬高以助于暴露视野和切除瓣膜。

迫止血伤口十分钟后,向患者静脉输注鱼精蛋白。最后拔动脉插管,然后再输注部分鱼精蛋白。

关胸和术后管理

在右侧胸腔将两根硅胶胸腔引流管放置心包内。起搏金属导线可通过其中一个胸管的手术切口,并且在皮肤外面将两者分开。使用不锈钢金属导线由下往上重新固定 UHS 入路胸骨切口。第一个金属导丝从半段胸骨下部的左侧肋间隙穿进,从半段胸骨上部的右侧肋间隙穿出。第二个金属导丝放置在同一水平的肋间隙,且超出胸骨切口的范围。同时注意使用无菌勺保护右心室(RV),以免被针头误伤。然后分层次缝合切口。转移患者在重症监护病房。患者一般可在术后 2~4 小时脱离呼吸机,且在术后第 1 天被转移至普通病房。通常来说,尽管使用传统胸骨固定绑带,患者都是在术后 3 周开始驾车以及重返工作岗位。

技术发展和临床结果

1996 年 Cosgrove 和 Sabik 在右侧正中旁切口,经第 3 和第 4 肋软骨实施了第一例 MIAVR[1]。此后数年中,其他主动脉瓣手术的替代入路的研究激增。目前,全世界的外科医生都在尝试各种入路,但是尚未对理想的手术入路达成共识。1997 年 5 月,微创心脏手术国际会议共展示了 5 种手术切口：①横向胸骨切口；②上半段胸骨切口；③"倒 T"形切口；④"J"形胸骨切口；⑤胸骨旁切口（图 6.4）[2]。尽管对理想的手术入路尚存在争议，在 20 世纪 90 年代末期，微创心脏手术入路被赞誉为心脏手术未来的发展方向，它能够提高患者术后满意度，缩短术后恢复时间，以及减少医疗资源的使用[3-6]。在 1998 年，Cosgrove 发表了 100 例微创心脏手术的初步临床经验，尽管患者术后主要临床疗效显著，但其术后并发症也令人感到担忧，如肋胸关节分离导致术后胸廓不稳定，股动脉插管所带来的并发症，以及牺牲右乳内动脉[7]。因此，他们首选的手术入路改为 UHS 入路。自此，UHS 和 ART 入路成为两个取代传统全胸骨切开术的常规入路。

　　尽管目前，UHS 和 ART 已成为常规微创手术入路，但两者仍存在显著的差异。ART 入路可维持胸骨的完整性，从而使患者术后恢复更快，术后伤口并发症减少，但也有其局限性。手术视野的暴露比较困难，同时需要周围动脉插管。2015 年，一项单中心倾向性匹配研究对比 160 对患者，发现 ART 和 UHS 入路在患者术后 90 天死亡率上无差异[8]。然而，与 UHS 入路相比，ART 入路可延长手术时间（中位主动脉阻断时间：93 对 75 分钟；$P<0.0001$，中位体外循环时间：137 对 113 分钟；$P<0.0001$），增加转为全

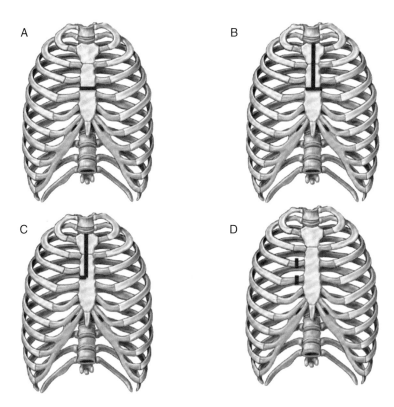

图 6.4　20 世纪 90 年代微创手术的入路：(A)横向胸骨切口；(B)倒转的"T"形切口，(C)"J"形胸骨切口，(D)胸骨旁切口。

开胸术的概率,增加腹股沟并发症以及再次主动脉阻断的发生率。在我们中心选择的是 UHS 入路,可为主刀医生和培训医生提供良好的手术视野。

超过二十年的临床研究提示,UHS 入路 MIAVR 的临床疗效显著。尤其是,MIAVR 和传统胸骨切口 AVR 的手术死亡率和长期临床疗效相当[9-12]。而且,尽管 MIAVR 延长手术时间,但能够为患者减少院内和重症监护病房停留时间[6,13-14]。另外,更多的患者能接受 MIAVR 术后直接出院回家[15]。输血率降低,术后肺功能得到改善[13,16]。最后,对于再次手术患者,微创手术方式也可以提供足够的安全性[17]。微创主动脉瓣膜手术临床疗效的优势同样可带来经济获益,减少医疗费用[18]。

2009 年,一项系统的荟萃分析纳入 26 项随机对照和观察性研究,分别对比 UHS 入路和传统胸骨切开术,从而体现了 UHS 的优势[19]。将 2054 例接受 UHS 入路的患者和 2532 例接受传统 AVR 手术的患者对比,两组患者手术死亡率无差异,尽管 UHS 入路组主动脉阻断和体外循环时间更长（两组时间差值的平均数分别为 7.9 分钟和 11.5 分钟）。手术入路并无影响术后并发症,如术后房颤、中风、伤口并发症。然而,UHS 入路组的机械通气时间(2.1 小时)、ICU 停留时间(0.5 天),以及院内停留时间(0.9 天)更短。

在此之前,有一些随机对照研究对比了 UHS 入路和传统胸骨切开术,进一步确认了 UHS 入路的安全性和有效性[10,16,21]。1999 年报道了第一项随机对照研究的数据,其研究纳入 120 例接受 MIAVR 或传统胸骨切开术的 AVR 患者, 全部手术均由同一术者实施[10],研究发现患者的机械通气时长、失血量以及镇痛时间缩短。这项研究结论再次由随后两项随机对照研究证实, 均证实可在无须延长手术时间情况下实施 UHS 入路[16,21]。总体来说,这些随机对照研究均体现了 UHS 入路的优势,即减少失血量、减少术后疼痛以及改善肺部功能。

最近几年来,无缝合瓣膜的横空出世为经 UHS 入路的 AVR 锦上添花。目前共有三种瓣膜可供商业用途(欧洲)或尚在试验阶段(美国)——INTUITY(Edwards,Irvine,CA), 3F Enable(Medtronic,Minneapolis,MN)以及 Perceval(LivaNova,London,UK)(图 6.5)。

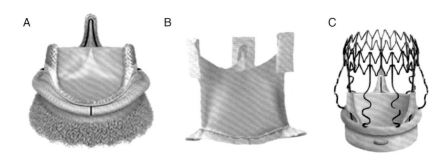

图 6.5　无缝合主动脉瓣膜:(A)Edwards INTUITY,(B)Medtronic 3F 以及 (C)Sorin Perceval。

INTUITY 瓣膜是基于 Magna Ease 生物瓣膜研制而成的，同样使用牛心包制作而成，但是瓣架是织物覆盖球囊式可展型不锈钢框架。3F Enable 主动脉生物瓣由球囊式可展型镍钛诺框架组成，框架中带有三个同样的马心包[22]。Perceval 主动脉瓣是一个自膨式无缝合瓣膜，即将牛心包镶嵌在镍钛诺支架上[23]。已有的研究证实，这些瓣膜与微创手术技术相结合有望缩短心肌缺血时间。在 2015 年，一项随机临床试验（CADENCE-MIS）对比使用 INTUITY 瓣膜的 UHS 入路和使用标准生物瓣膜的全胸骨切开两种术式[20]。共有 100 例患者随机分配成两组，研究发现，UHS 入路组主动脉阻断时间更短（41.3 分钟对 54.0 分钟；$P<0.0001$），患者血流动力学参数得到改善（平均跨瓣压差：8.5mmHg 对 10.3mmHg；P=0.044）。在 2010 年，经 UHS 入路将 3F Enable 瓣膜放置于 22 例患者，患者术后临床疗效均得到改善[24]。最后，一项多中心的前瞻性临床研究（CAVALIER）纳入 658 例接受 Perceval 瓣膜的患者，该研究中共 219 例患者（33.3%）接受微创手术，这些患者的绝大部分（98.6%）接受的是 UHS 入路。该大型研究再次证实应用 Perceval 瓣膜在微创手术中的可行性和安全性[25]。

自从微创主动脉瓣置换术问世以来，技术和使用装置不断得到革新，使得这项手术术式得到更广泛的应用。所有接受单纯 AVR 术的患者均可考虑接受微创手术，当然除了那些具有禁忌证的患者，如右心室功能不全、主动脉瓣严重钙化、需要接受同期的冠状动脉旁路移植术，或者胸腔内有桥血管而需要再次手术的肥胖患者。尽管 MIAVR 已经成为常规术式，我们仍应对那些希望开展这种手术的外科医生有所要求。最近，专家们已经对 MIAVR 手术发展建议达成了共识[26]。明智的做法是，在 MIAVR 开展之前，应模拟训练并且习惯微创手术的手术视野以及流程。这样才能确保全部团队包括术者、麻醉医生、体外循环医生、器械护士能够在这样的手术游刃有余。

结　论

MIAVR 能为患者带来良好的短期和长期临床效果。由于微创手术减少手术创伤，从而减少了失血量，降低输血率和术后疼痛。同时，微创手术能缩短患者在重症监护病房以及住院时间，从而加快患者的术后康复。由于机械通气时间缩短，呼吸力学的改善，并且无须在术中游离附着胸骨下端的膈肌，患者术后呼吸功能可得到明显的改善。虽然微创手术延长手术时间，但总体上说还是可以接受。另外，最近兴起的无缝合瓣膜可以缓解微创手术延长手术时间的顾虑。

（周鹏宇　马瑞彦　译）

参考文献

[1] Cosgrove DM, 3rd, Sabik JF. Minimally invasive approach for aortic valve operations. *The Annals of thoracic surgery* 1996;62:596-7.

[2] Aris A, Camara ML, Montiel J, Delgado LJ, Galan J, Litvan H. Ministernotomy versus median sternotomy for aortic valve replacement: a prospective, randomized study. *The Annals of thoracic surgery* 1999;67:1583-7;d7-8.

[3] Svensson LG. Minimal-access "J" or "j" sternotomy for valvular, aortic, and coronary operations or reoperations. *The Annals of thoracic surgery* 1997;64:1501-3.

[4] Massetti M, Babatasi G, Lotti A, Bhoyroo S, Le Page O, Khayat A. Less-invasive heart surgery: the preservation of median approach. *Eur J Cariothoracic* 1998;14S1:S138-42.

[5] Tam RK, Almeida AA. Minimally invasive aortic valve replacement via hemi-sternotomy: a preliminary report. *Eur J Cardiothoracic Surg* 1998;14S1:S134-

[6] Cohn LH, Adams DH, Couper GS, Bichell DP, Rosborough DM, Sears SP, Aranki SF Minimally invasive cardiac valve surgery improves patient satisfaction while reducing costs of cardiac valve replacement and repair. *Ann Surg* 1997;226:421-6;d7-8.

[7] Cosgrove DM, 3rd, Sabik JF, Navia JL. Minimally invasive valve operations. *The Annals of thoracic surgery* 1998;65:1535-8;d8-9.

[8] Semsroth S, Matteucci-Gothe R, Heinz A, Dal Capello T, Kilo J, Müller L, Grimm M, Ruttman-Ulmer E. Comparison of Anterolateral Minithoracotomy Versus Partial Upper Hemisternotomy in Aortic Valve Replacement. *The Annals of thoracic surgery* 2015;100:868-73.

[9] Liu J, Sidiropoulos A, Konertz W. Minimally invasive aortic valve replacement (AVR) compared to standard AVR. *Eur J Cardiothoracic Surg* 1999;16:S80-3.

[10] Mächler HE, Bergmann P, Anelli-Monti M, Dacar D, Rehak P, Knez I, Salaymeh L, Mahla E, Rigler B. Minimally invasive versus conventional aortic valve operations: a prospective study in 120 patients. *The Annals of thoracic surgery* 1999;67:1001-5.

[11] Gosev I, Kaneko T, McGurk S, McClure SR, Maloney A, Cohn LH. A 16-year experience in minimally invasive aortic valve replacement: context for the changing management of aortic valve disease. *Innovations* (Philadelphia, Pa) 2014;9:104-10; d10.

[12] Merk DR, Lehmann S, Holzhey DM, Dohmen P, Candolfi P, Misfeld M, Mohr FW, Borger MA. Minimal invasive aortic valve replacement surgery is associated with improved survival: a propensity-matched

comparison. *Eur J Cardiothoracic Surg* 2015;47:11-7;d7.

[13] Mihaljevic T, Cohn LH, Unic D, Aranki SF, Couper GS, Byrne JG. One thousand minimally invasive valve operations: early and late results. *Annals of surgery* 2004;240:529-534;d534.

[14] Estrera AL, Reardon MJ. Current approaches to minimally invasive aortic valve surgery. *Curr Opin Cardiolog* 2000;15:91-95.

[15] Sharony R, Grossi EA, Saunders PC, Schwartz CF, Ribakove GH, Culliford AT, Ursomanno P. Minimally invasive aortic valve surgery in the elderly: a case-control study. *Circulation* 2003;108:S43-7.

[16] Bonacchi M, Prifti E, Giunti G, Frati G, Sani G. Does ministernotomy improve postoperative outcome in aortic valve operation? A prospective randomized study. *The Ann Thorac Surg* 2002;73:460-5;d5-6.

[17] Gosev I, Yammine M, Leacche M, Ivkovic V, McGurk S, Cohn LH. Reoperative aortic valve replacement through upper hemisternotomy. Annals of Cardiothoracic *Surgery* 2015;4:88-90.

[18] Ghanta RK, Lapar DJ, Kern JA, Kron IL, Speir AM, Fonner E Jr, Quader M, Ailawadi G. Minimally invasive aortic valve replacement provides equivalent outcomes at reduced cost compared with conventional aortic valve replacement: A real-wrold multi-institutional analysis. *J Thorac Cardiovasc Surg* 2015;149:1060-5.

[19] Brown ML, McKellar SH, Sundt TM, Schaff HV. Ministernotomy versus conventional sternotomy for aortic valve replacement: a systematic review and meta-analysis. *J Thorac Cardiovasc Surg* 2009;137:670-9.e5.

[20] Borger MA, Moustafine V, Conradi L, Knosalla C, Richter M, Merk DR, Doenst T, Hammerschmidt R, Treede H, Dohmen P, Strauch JT. A randomized multicenter trial of minimally invasive rapid deployment versus conventional full sternotomy aortic valve replacement. *Ann Thorac Surg* 2015;99:17-25.

[21] Dogan S, Dzemali O, Wimmer-Greinecker G, Derra P, Doss M, Khan MF, Aybek T, Kleine P, Moritz A. Minimally invasive versus conventional aortic valve replacement: a prospective randomized trial. *J Heart Valve Disease* 2003;12:76-80.

[22] Martens S, Sadowski J, Eckstein FS, Bartus K, Kapelak B, Sievers HH, Schlensak C, Carrel T. Clinical experience with the ATS 3f Enable(R) Sutureless Bioprosthesis. *Eur J Cardiothoracic Surg* 2011;40:749-55.

[23] Folliguet TA, Laborde F, Zannis K, Ghorayeb G, Haverich A, Shrestha M. Sutureless perceval aortic valve replacement: results of two European centers. *The Annals of thoracic surgery* 2012;93:1483-8.

[24] Martens S, Zierer A, Ploss A, Sirat S, Miskovic A, Moritz A, Doss M. Sutureless aortic valve replacement via partial sternotomy. *Innovations* 2010;5:12-5.

[25] Laborde F, Fischlein T, Hakim-Meibodi K, Misfeld M, Carrel T, Zembala M, Madonna F, Meuris B, Haverich A, Shrestha M; Cavalier Trial Investigators. Clinical and haemodynamic outcomes in 658 patients receiving the Perceval sutureless aortic valves: early results from a prospective European multicenter study (the Cavalier Trial). Eur *J Cardiothoracic Surg* 2015 Aug 4. pii: ezv257. [Epub ahead of print].

[26] Malaisrie SC, Barnhart GR, Farivar RS, Mehall J, Hummel B, Rodriguez E, Anderson M, Lewis C, Hargrove C, Ailawadi G, Goldman S, Khan J, Moront M, Grossi E, Roselli EE, Agnihotri A, Mack MJ, Smith JM, Thourani VH, Duhay FG, Kocis MT, Ryan WH. Current era minimally invasive aortic valve replacement: techniques and practice. *J Thorac Cardiovasc Surg* 2014;147:6-14.

第 7 章

经右胸小切口主动脉瓣置换术

Mattia Glauber, Antonio Miceli and Antonio Lio

摘 要

尽管经胸骨正中切口入路的主动脉瓣置换术(AVR)仍然是治疗主动脉瓣病变的"金标准",但目前几种微创入路方法已经逐渐兴起。本章报告经右前小切口开胸(ART)主动脉瓣置换术的技术细节和术后结果。ART手术患者临床结果更佳,患者死亡率和并发症发病率低,术后恢复快,输血量少,房颤发生率低,住院时间短,手术部位也更美观。免缝合瓣膜的引入扩大了ART微创主动脉瓣置换术的适应证,并减少了手术时间。

关键词:微创主动脉瓣置换术,右侧小切口开胸,免缝合瓣膜

简 介

主动脉瓣疾病是一种常见的疾病,影响约2%的成年人口[1];它是发达国家最常见的瓣膜性心脏病,并且其发病率可能随着年龄的增长而增加[2]。

经胸骨全切术(FS)行主动脉瓣置换术(AVR)仍然是治疗主动脉瓣病变的传统方法,具有良好的短期和远期疗效。来自美国胸科医师协会(STS)的数据显示,尽管患者的预测风险较以前增加,但医院行单纯AVR的死亡率从1997年的3.4%急剧下降到2006年的2.6%[3]。尽管开胸的主动脉置换术取得了良好的效果,但近年来微创主动脉瓣置换术(MIAVR)仍在外科医生中获得了共识和认可。自1993年以来,几种微创性的入路(右侧胸骨旁入路、胸骨上段或下段切开术、"V"形切口、"倒T"形切口、"J"形和"L"形部分小切口、胸骨横断切开术和右侧小切口术)已经被开发出来,并且与FS相

比,具有更好的临床结果和更低的围术期发病率[4-7]。与常规手术相比,MIAVR 可以使患者康复更快,住院时间更短,治疗效果更好,伤口感染更少。此外,因其保留了胸骨的完整性,减少了与手术解剖有关的术后疼痛、失血和输血,MIAVR 已经显示出改善术后呼吸功能的作用[8-12],而且还有助于以后的再次手术,因为一部分心包仍然是完整的[8-12]。

最常见的微创主动脉瓣置换术是胸骨上段切开术(UHS),几项 Meta 分析报告的结果也主要集中在这一术式[9,10],尽管右前胸骨小切口(ART)有可能取得更好的临床结果。

本章的目的是报告我们经右前小切口开胸术来进行主动脉瓣置换术的经验:我们自 2004 年开始开展右侧胸廓切开术,自从免缝合技术出现后,ART 便成为主动脉瓣疾病患者的首选术式。

患者选择与术前计划

所有计划进行主动脉瓣手术的患者均行 64 层螺旋 CT 平扫,不带增强对比剂。在 CT 扫描时,患者的手臂内收很重要,以便与在手术台上的体位保持一致。图像详细构建了冠状和矢状平面,然后以三维重建的方式评估肋间、肋骨、胸骨及升主动脉和主动脉瓣之间的关系。

符合以下 CT 扫描标准,则认为该患者适合 ART:①在主肺动脉水平,升主动脉偏右侧(超过一半位于右侧胸骨边缘);②升主动脉到胸骨的距离不超过 10cm;③升主动脉和患者中线的夹角应该超过 45°。

升主动脉位于胸骨后的位置和胸腔深处被认为是 ART 入路不利的解剖学条件。然而,在免缝合时代(自 2011 年 4 月起),这些 CT 标准只对选择手术方式有相对重要性,并不是每个患者都符合这些标准(图 7.1)。

ART 的排除标准:右侧胸部手术史;右胸膜炎病史或右侧胸腔积液与粘连形成史;严重的胸壁畸形;严重的肺大疱疾病;升主动脉瘤;无法进行经皮外周静脉插管的患者。

手术技巧

首先,根据常规主动脉瓣置换术的标准进行麻醉。患者取仰卧位,胸壁上放置两个心脏除颤电极片,以进行电传导。安置好进行单腔气管插管及用于药物输注的颈静脉通道。

然后,在第 2 肋间隙的皮肤处做 5cm 的皮肤切口,不需要进行肋骨的切除。老年患者的右侧胸廓内动脉(RITA)常常需要去除,以达到更好的暴露出瓣膜的效果,以及避免出血并发症;有冠状动脉疾病危险因素的年轻患者可以保留 RITA。在切口两侧垫干净纱布,然后通常使用小的肋骨撑开器撑开。

一旦肺部塌陷,就能辨别出膈神经,将残留的胸腺组织移除直至左侧无名静脉水平。通常在膈神经上方 4~5cm 和升主动脉上方打开心包。牵引心包是非常重要的,使升主动脉向右前移,更好地暴露术野。当心包打开后,在升主动脉远端的前外侧部分用 2–0 聚酯纤维线进行两个荷包缝合,第 2 个荷包缝合用两个棉垫加固。在缝合的过程中,主动脉可以通过锁定钳保持稳定,以减少移位。

给予肝素后, 使用 BioMedicus Multistage(Medtronic,Inc.,Minneapolis,MN,USA), 或者通过股静脉插入的 RAP 双阶段 23~25Fr (SorinGroup ,Saluggia,Italy)实现静脉插管,通过 Seldinger 技术和经食管超声心动图指导进入右心房。之后,使用柔性套管(Easyflow,Sorin Group,Saluggia,Italy)进行直接主动脉插管。

体外循环时,通过右上肺静脉放置左心室引流管,经升主动脉内的"Y"形管注入停搏液。然后, 主动脉采用主动脉 Glauber 夹 (Cardiomedical GmbH, Langenhagen, Germany, distributed by Sorin, Saluggia, Italy)阻断。温血心肌停搏液经主动脉根部顺行

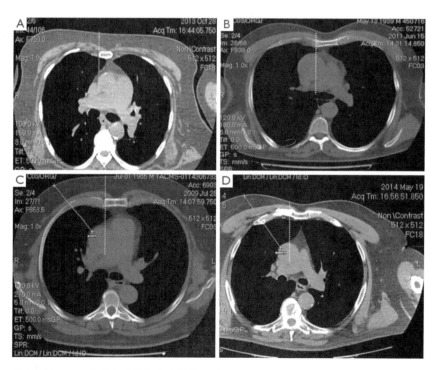

图 7.1 术前胸部 CT 显示升主动脉与胸骨的位置关系。(A)升主动脉位于胸骨后位置(不适合 ART);(B)升主动脉位于右侧(适合 ART);(C,D)位于胸腔深部。

灌注或经冠状动脉口进行选择性灌注。一旦心脏停止跳动,施行主动脉切开术,术野以 0.5L/min 的流量充入二氧化碳。根据使用的人工瓣膜的类型(缝合或免缝合/快速展开瓣膜)不同,主动脉切开术的施行方式不同。

在缝合式瓣膜植入手术中,行主动脉横向或斜向无冠窦切开术。切除病变瓣膜以及钙化主动脉瓣。使用适当的测瓣器对瓣环进行测量,瓣膜大小合适,则按照以下顺序将缝针通过主动脉瓣环:左冠状窦、非冠状窦、右冠状窦。这是因为右冠状窦较难显露,我们建议在扩张主动脉瓣环后通过缝针。缝针穿过生物瓣膜,将瓣膜向下推送至主动脉根部,然后打结到主动脉瓣环上。如果可能的话,我们不建议用打结器打结,因为手指可以更好地感受打结的松紧度。

在免缝合式瓣膜植入的情况下,Perceval S 瓣膜(Sorin Group)是我们临床实践中选择使用的生物瓣膜,因为它是可折叠的。在 ART AVR 中,可折叠的瓣膜是最有效、最实用的,在手术视野暴露减少的情况下能充分显露,并允许外科医生释放瓣膜之前在直视下控制以确保其处于正确位置。

在免缝合 AVR 中,取 Concato 下缘主动脉前束作为参考点,主动脉横切口,切口较小,至少比常规主动脉切开术高 2cm。主动脉瓣环采用特定的测瓣器来确定尺寸,然后在每个瓣窦的最低点放置 3 根 4-0 聚丙烯缝合线作为引导。缝针按照以下顺序穿过主动脉瓣环:右冠状窦,非冠状窦和左冠状窦。 Perceval S 瓣膜折叠后通过在瓣膜流入环上的底孔与引导缝合线连接。一旦瓣膜下降到主动脉根部,将瓣膜展开,使用温生理盐水扩张瓣膜。然后,拆下引导缝线并检查瓣膜;如果免缝合瓣膜的流入环覆盖整个瓣环,并且三个新瓣叶的接合形成一个类似梅赛德斯·奔驰标志,即放置到了正确的位置。

快速应用型 Edwards Intuity 瓣膜(Edwards Lifesciences, Irvie, CA, USA)也可以通过 ART 植入。由于该瓣膜不可折叠,故采用传统的主动脉切开术。切除主动脉瓣后,将测瓣器的圆柱形末端穿过瓣环:当测瓣器的边缘无法通过主动脉瓣环时,即得到合适的瓣膜尺寸。然后,在每个冠状窦的最低点处用 3 根不带垫片的丝线缝一个"8"字形。缝线穿过瓣膜的缝合环,用止血带夹住并将瓣膜放入瓣环内。因此,必须确认瓣膜完全位于主动脉瓣环内;在微创手术中, 由于视野范围受限, 应通过夹持装置插入5mm 30°的胸腔镜,以确认正确的位置。然后,用缝合止血带固定瓣膜并展开。最后,将3 根引导缝合线打结并剪断。

仔细关闭主动脉切口后,应该在恢复灌注、心脏复跳之前先放置一根起搏器导线。

脱机后患者停止体外循环(CPB)。行经食管超声心动图检查是为了评估瓣膜的性能以及位置是否正确。关于取出插管,我们的规定是先移除动脉插管。此时,必须诱导出系统低血压以关闭荷包线。在需要的情况下,如出血或血流动力学不稳定,静脉插管是一种为患者快速灌注的方法。将股静脉插管留在原位以便利用术中的残余血液为患者提供灌注。一旦储液器空了，为了安全起见，静脉插管需要保持原位，可重新引入管芯针以避免腔内凝血。在输注鱼精蛋白后，可最终移除静脉插管。

评　价

MIAVR 已经成为传统标准胸骨切开术的替代方法，在近些年也得到越来越广泛的应用。与传统手术相比，MIAVR 能减少术后并发症并提供更好的术后外观效果（图7.2）[8-12]。

尽管有这些积极可观的结果，但大多数研究报告的数据仍集中在微创上段胸骨切开术（UHS）。很少有研究评估经 ART 入路的主动脉瓣置换术的潜在优势。

2011 年第一次报道了我们的经验，从 2005 年 1 月到 2010 年 6 月，连续纳入 192 例使用支架瓣膜经 ART 行 MIAVR 的患者。总体死亡率为 1.6%，术中中转开胸率为 1.6%。中位住院时间为 5 天，出院率为 90%。有趣的是，术后房颤（AF）和输血发生率较低（分别为 18% 和 16%），但主动脉阻断和体外循环（CPB）时间比标准方法要长[13]。

手术时间长是 ART 的重要缺陷，因为它对老年患者和非常虚弱的患者有负面影响[14]。为克服微创主动脉瓣置换术的技术挑战，缩短植入时间，新一代的免缝合主动脉瓣假体已应用于临床实践[15]。

从 2001 年，我们中心开始临床应用免缝合技术以来，接受 ART AVR 的患者人数大幅增加。最近，我们报告了 593 例 ART 治疗患者的 10 年经验，显示手术死亡率为 1.0%，8 年的总体精确生存率为 93.3%±2%。此外，结果表明，免缝合假体显著缩短了手术时间，并提供了至少与传统瓣膜相媲美的临床结局[16]。

我们的团队通过把接受 ART 入路治疗的患者与行常规手术的患者进行比较，证实了 ART 入路的优势[17]。具体而言，使用倾向匹配分析法将 138 例接受 ART 的患者与

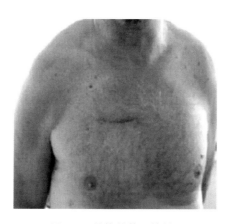

图 7.2　最终的外观效果。

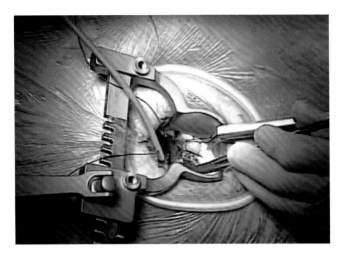

图 7.3　ART AVR 的外科术野。

全胸骨切开术组进行匹配。院内总体死亡率为 0.7%,两组间无差异。与传统手术相比,经 ART 入路的 MIAVR 术后房颤和输血发生率较低;右前开胸术组患者的机械通气时间和术后住院时间也较短。

此外,接受微创主动脉瓣置换术的患者,手术创伤较小,因其保留胸骨完整性,微创开胸手术可以降低术后并发症。在一项回顾性观察性研究中,我们发现接受 ART 的患者比接受微创胸骨切开术的患者预后更好(19.5% 对 34.2%,$P=0.01$),通气时间更短(中位数,7h 对 8h,$P=0.003$),住院时间更短(中位数,5d 对 6d,$P=0.0001$)[18]。

有趣的是,在我们的所有研究中,都发现行 ART 与房颤的低发生率相关。这可能与较小的心包切口和暴露区域有关,同时也可能与经皮插管的右心房的解剖结构和电生理完整性有关,从而减少了炎症反应。而且,保持胸骨的完整性可以减少术后疼痛,减少房颤的可能性。

与 MIAVR 相关的另一种批评意见是手术器械的高成本。尽管用于微创主动脉瓣置换术的所有仪器和设备都较昂贵,但我们坚信,较低的术后并发症发生率、较短的住院时间和较快的康复速度,可以占用较少的医疗卫生资源,从而降低成本。但是,这个假设应该通过设计良好的研究来做出评估。

鉴于我们在 ART AVR 的 10 年经验中取得的杰出成果,使用免缝合假体的 MIAVR 手术或可成为经导管主动脉瓣置换术(TAVR)的真正"替代"方法,用于治疗心脏团队判断为可手术的高危患者。

虽然经导管主动脉瓣置换术(TAVR)代表的是真正的微创主动脉瓣手术(MIAVR),因为它是在没有进行体外循环的情况下进行的,但 TAVR 的主要不足是原生狭窄瓣还留在原位,导致中风和瓣周漏(PVL)的风险较高。最近的研究证明,使用免缝合瓣膜经

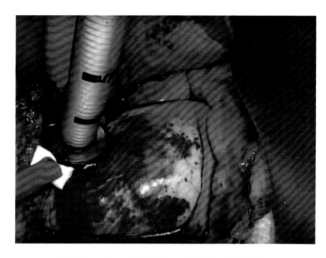

图 7.4　升主动脉的中心插管的术中影像。

ART 行 MIAVR 的高危患者,与行 TAVR 的患者相比,具有更好的早期预后和中期生存率[19]。具体来说,在一个样本量小但匹配度高的人群中,TAVR 组的住院死亡率为8.1%,而 ART 组为 0%(P=0.25),TAVR 组的卒中发病率为 5.4%,而 ART 组为 0%(P=0.3)。在 TAVR 组中,37.8%的患者出现轻度瓣周漏,27%的患者出现中度瓣周漏,而只有 2.7%的患者在 ART 组中有轻度瓣周漏(P<0.001)。最后,使用 Perceval S 免缝合瓣膜的 ART 患者与接受 TAVR 的患者相比,1 年和 2 年生存率分别为 91.6%对 78.6%和91.6%对 66.2%(P=0.1)。

结　论

通过右前小切口开胸(ART)来进行微创主动脉瓣置换术(MIAVR)是安全可靠的,它与术后良好的预后相关,包括较低的死亡率、发病率,较短的住院时间和更快的康复速度。免缝合技术扩大了微创主动脉瓣置换术的应用。此外,与传统的缝合式瓣膜植入手术相比,在右前小切口开胸术中,术者减少主动脉根部内的操作也体现了微创理念。微创主动脉瓣置换术和免缝合瓣膜的组合可进一步改善术后结果,成为经导管主动脉瓣置换术(TAVR)治疗主动脉瓣狭窄的高危患者的真正替代方法。

（曾彬　王鑫鑫　译）

参考文献

[1] Nkomo VT, Gardin JM, Skelton TN, Gottdiener JS, Scott CG, Enriquez-Sarano M. Burden of valvular heart diseases: a population-based study. *Lancet* 2006;368:1005-11.

[2] Carabello BA, Paulus WJ. Aortic stenosis. *Lancet* 2009;373:956-66.

[3] Brown JM, O'Brien SM, Wu C, Sikora JA, Griffith BP, Gammie JS. Isolated aortic valve replacement in North America comprising 108,687 patients in 10 years: changes in risks, valve types, and outcomes in the Society of Thoracic Surgeons National Database. *J Thorac Cardiovasc Surg* 2009;137:82-90.

[4] Rao PN, Kumar AS. Aortic valve replacement through right thoracotomy. *Tex Heart Inst J* 1993;20:307-8.

[5] Cosgrove DM, Sabik JF. Minimally invasive approach for aortic valve operations. *Ann Thorac Surg* 1996;62:596-7.

[6] von Segesser LK, Westaby S, Pomar J, Loisance D, Groscurth P, Turina M. Less invasive aortic valve surgery: rationale and technique. *Eur J Cardiothorac Surg* 1999;15:781-5.

[7] Ruttmann E, Gilhofer TS, Ulmer H, Chevtchik O, Kocher A, Schistek R, Laufert G, Mueller LC. Propensity score-matched analysis of aortic valve replacement by mini-thoracotomy. *J Heart Valve Dis* 2010;19:606-14.

[8] Shekar PS, Cohn LH. Minimally invasive aortic valve surgery. In: Cohn LH. eds. *Cardiac surgery in the Adult,* 3rd ed. New York: McGraw-Hill Professional;2007:957-62.

[9] Brown ML, McKellar SH, Sundt TM, Schaff HV. Ministernotomy versus conventional sternotomy for aortic valve replacement: a systematic review and meta-analysis. *J Thorac Cardiovasc Surg* 2009;137:670-9.e5.

[10] Murtuza B, Pepper JR, Stanbridge RD, Jones C, Rao C, Darzi A, Athanasiou T. Minimal access aortic valve replacement: is it worth it? *Ann Thorac Surg* 2008;85:1121-31.

[11] Phan K, Xie A, Di Eusanio M, Yan TD. A meta-analysis of minimally invasive versus conventional sternotomy for aortic valve replacement. *Ann Thorac Surg* 2014;98:1499-511.

[12] Khoshbin E, Prayaga S, Kinsella J, Sutherland FW. Mini-sternotomy for aortic valve replacement reduces the length of stay in the cardiac intensive care unit: meta-analysis of randomised controlled trials. *BMJ Open* 2011;1:e000266.

[13] Glauber M, Miceli A, Bevilacqua S, Farneti PA. Minimally invasive aortic valvge replacement via right anterior minithoracotomy:early and

midterm follow-up. *J Thorac Cardiovasc Surg* 2011;142:1577-9.

[14] Ranucci M, Frigiola A, Menicanti L, Castelvecchio S, de Vincentiis C, Pistuddi V. Aortic cross-clamp time, new prostheses, and outcome in aortic valve replacement. *J Heart Valve Dis* 2012;21:732–9.

[15] Shrestha M, Timm R, Höffler K, Koigeldiyev N, Khaladj N, Hagl C, Haverich A, Sarikouch S. Minimally invasive aortic valve replacement with self-anchoring Perceval valve. *J Heart Valve Dis* 2013;22:230-5.

[16] Glauber M, Gilmanov D, Farneti PA, Kallushi E, Miceli A, Chiaramonti F, Murzi M, Solinas M.Right anterior minithoracotomy for aortic valve replacement: 10-year experience of a single center. *J Thorac Cardiovasc Surg* 2015;150:548-56.

[17] Glauber M, Miceli A, Gilmanov D, Ferrarini M, Bevilacqua S, Farneti PA, Solinas M. Right anterior minithoracotomy versus conventional aortic valve replacement: a propensity score matched study. *J Thorac Cardiovasc Surg* 2013;145:1222-6.

[18] Miceli A, Murzi M, Gilmanov D, Fugà R, Ferrarini M, Solinas M, Glauber M. Minimally invasive aortic valve replacement using right minithoracotomy is associated with better outcomes than ministernotomy. *J Thorac Cardiovasc Surg* 2014;148:133-7.

[19] Miceli A, Gilmanov D, Murzi M, Marchi F, Ferrarini M, Cerillo AG, Quaini E, Solinas M, Berti S, Glauber M. Minimally invasive aortic valve replacement with a sutureless valve through a right anterior minithoracotomy versus transcatheter aortic valve implantation in high risk patients. *Eur J Cardiothorac Surg* 2015 Jun 25. pii: ezv210.

第 8 章

再次微创主动脉瓣手术

Mauro Del Giglio, Elisa Mikus

摘 要

采用上段胸骨"J"形入路(或上半胸骨切开术)进行的微创主动脉瓣置换手术,已成为许多中心的常规手术方式,并取得了很好的效果。然而,对于主动脉瓣再次手术的情况,微创手术的潜在优势仍然是值得商榷的,特别是在冠状动脉旁路移植的情况下。与第一次手术相比, 所有心脏的再次手术都会增加围术期并发症的发生率和死亡率。为此,全胸骨切开术和外周插管仍然是再手术的标准术式。而另一方面,在这种情况下如采用微创手术方式,可以对粘连达到最精细的解剖,这可能会降低出血和左乳内动脉血管桥损伤的风险。本研究比较了微创方法和传统方法在再次主动脉瓣置换手术中应用的优缺点,重点阐述其困难和潜在的解决方案。

关键词:主动脉瓣置换术,再次手术,微创方法,上段胸骨"J"形入路,中央插管

简 介

1962 年,英国的 Donald Ross 医师首次报道了主动脉瓣同种移植术获得成功[1]。事实上,主动脉瓣疾病,尤其是钙化性病变,是发达国家老年人口中最常见的心脏瓣膜疾病。重症主动脉瓣病变的常规处理仍然是经胸骨正中切开主动脉瓣置换术(AVR),其并发症发生率和死亡率在最近数年已下降[2]。然而,在人口老龄化时代,患者年龄越来越大,病情也越来越严重[3,4]。因此,现代外科面临的挑战促进了创伤更小的手术方法的发展,以降低手术风险。

自 1996 年克利夫兰诊所基金会 Delos Cosgrove 的第一例报道[5],微创主动脉瓣置换手术一直被认为与标准方法相比,其住院死亡率相同,但是具有输血少、术后更早恢复日常活动、更高的患者满意度等优势[5],也因此世界各地的很多中心都开展了微创主

动脉瓣置换手术。微创主动脉瓣手术有多种技术:上段胸骨或半胸骨切开术(UHS;"J"形或"倒 T"形,"反 C"形切口)和经右胸第 2 或第 3 肋间隙小切口(右前胸切口;ART)[5-10]。此外,经导管主动脉瓣置换术在过去几年中得到了发展。

虽然可以查阅到大量关于最早微创主动脉瓣置换术(MIAVR)的文献,但是仅有少数的研究报道了该技术应用于曾经接受过心脏外科手术的患者[11]。此外,日益延长的平均寿命与人口老龄化,增加了高龄患者以及有心脏外科手术史患者心血管疾病治疗的需求。生物瓣膜假体(人工生物瓣膜)的频繁使用也会引起再次主动脉瓣手术数量的增加。这就带来了一些问题,需要通过缩短住院时间、减少输血,以及尽力避免过长的机械通气时间和切口感染带来更好的疗效,来减少医疗卫生系统的开支。为了达到这个目标,再次主动脉瓣置换手术(rAVR)中也推荐采用经由上段胸骨"J"形剖开(UHS)的微创手术方式[12-14]。手术适应证与现行指南的标准全胸骨切开术相同[15],除了因技术条件不足而无法开展该微创瓣膜手术方式外,这种手术方式并没有明确的禁忌证。据报道,该技术具有许多优点,主要体现在手术过程中纵隔组织分离更少,尤其是在冠状动脉搭桥手术的病例[16-19]。然而,实际上,再次主动脉瓣置换手术的标准手术入路仍为全胸骨切开,通常需要在外周插管体外循环下进行[15]。

手术技术

在每个外科手术过程中,手术技术和外科医生的经验知识对于指导人工瓣膜选择、修复和缝合是最重要的,以获得最好的临床预后。这就是为什么适当的训练和足够的学习曲线必不可少。微创主动脉瓣再手术(MIrAVR)包含诸多细小步骤,这些步骤是从许多临床经验和技术问题中提炼出来的。增加在外科医生的技术能力和微创领域年轻外科医生充分培训的投入是提高该技术临床疗效的关键。本节将讨论微创方式的优缺点,阐述克服困难的一些技巧。

我们中心所采用的外科技术[15]包括一个小的"J"形部分上段胸骨再次剖开切口(5~7cm),通过 6cm 皮肤切口,在右侧第 3 肋间隙处横断胸骨。每个患者都放置了一个经食管超声心动图探头,以便术中监测。

切口下组织的分离主要在手术切口右侧进行。在主动脉和右心房周围做极少的适当分离,以便于插管来建立体外循环(CPB)和放置上主动脉阻断钳。

暴露股动脉(或腋下动脉,二者选一)建立体外循环是更安全的方法,但它也存在潜在的并发症[13,21]。此外,根据顺行灌注优于逆行灌注的原则[22,23],最好在可能的情况下采用中心(主动脉)插管建立 CPB。在直视下,主动脉被暴露直至无名隔动脉起始处,主动脉上缝合双荷包用于动脉标准导管插管。导管插入点通常是通过识别横窦作为放置主动脉阻断钳的位置来选择。建议插管点在阻断钳水平上方并保持一定距离。升主动脉插管按常规在直视下进行。

经右心房插管来进行静脉引流。通过右上肺静脉插管引流行左心室减压。手术操作过程中采用流量为 2L/min 二氧化碳持续吹入术野。在无名动脉起始处夹闭阻断升主动脉,采用顺灌方法将低温 4℃ 血停搏液(St Thomas 带局部麻醉剂普鲁卡因)顺行注入主动脉根部,使心脏停跳。在主动脉瓣存在反流的情况下,可以直接经冠状动脉开口灌注。

心肌保护是至关重要的,特别是对那些曾接受过冠状动脉旁路移植术(CABG)和左乳内动脉桥移植术(LIMA),目前需要接受主动脉瓣置换手术(AVR)的患者。在心脏停跳期间通常需要采用暂时阻断左乳内动脉根部的方法,以避免心肌局部升温和心脏停搏液的"冲洗"。尽管如此,有时 LIMA 的隔离并不容易,因为停搏液可能很难进入 LIMA,而且有 LIMA 损伤的危险。由于这些原因,我们有可能保持 LIMA 开放,并采用温血顺行灌注,每 20 分钟重复一次。心脏停搏液首轮灌注的目的是停止心脏跳动,以打开主动脉,探索主动脉瓣;如果心脏重新开始收缩,此时的主要目标是保持左心脏良好的排空,不要给患者降温。在那些未夹闭 LIMA 案例中,文献数据以及我们的结果均未显示这会增加在围术期的发病率和死亡率[17,20,24]。在 1999 年,Byrne 等在低体温(20℃)和心脏停跳下进行主动脉瓣置换(AVR)时就未夹闭 LIMA[15]。Kaneko 建议将患者降温至 25℃~30℃,同时采用顺行和逆行灌注停搏液。如果因为 LIMA 桥未夹闭导致的灌注后仍能观测到心脏搏动,可通过 CPB 给予额外的钾(40mEq),剂量为 6.0~7.0mEq[18,19]。

采用升主动脉横行切口,切除原有瓣膜。正如我们在常规主动脉瓣置换手术中所做的那样,使用 3 根 2-0(120cm 长)聚丙烯缝线植入人工瓣膜(图 8.1)。采用 4-0 双层缝合线闭合升主动脉切口。

在主动脉夹闭且心脏仍停跳时,心室起搏导线必须放置在右心室上。有时,由于粘连和有限的手术空间,这一操作可能极具挑战性。在这种情况下,可以经右颈内静脉放置心内膜临时起搏导线[17-19]。

通过两个步骤进行心脏排气。首先,抬高手术台,心脏充盈,双肺通气,通过左心房排出气体。然后采用头低位,释放主动脉阻断钳,并通过主动脉倒吸管排除气体。另外,持续的二氧化碳吹入可确保正确的排气,并经常使用经食管超声心动图来监测排气情况和评估瓣膜的功能[17-19]。接着患者从体外循环撤离,移除插管,按 1:1 比例给予鱼精蛋白中和肝素。用钢丝闭合胸骨,皮下缝线缝合切口。

治疗结果

在 2007 年 10 月到 2015 年 10 月间, 共 2788 名成人患者在我们中心接受了单纯

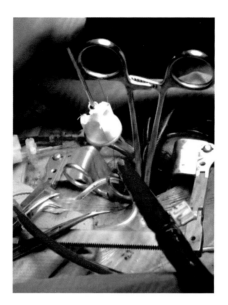

图 8.1　植入人工瓣膜。

主动脉瓣置换术（AVR），其中 153 名患者先前接受过心脏手术。这里我们介绍了这 153 名患者的治疗结果，其中 59 名患者采用上段胸骨切口(UHS)入路，另外 94 名患者采用传统全胸骨切开术。

患者的人口统计学和手术数据以均值±标准差，中位数(四分位数区间,IQR,25%~75%)表示，或视情况以患病率百分比表示。数据均采用 SPSS 23.0 软件(SPSS Inc,Chicago,IL,USA)进行统计分析。患者年龄中位数为 75 岁[四分位数范围(IR):66~78 岁],男性 35 例(占 59.3%)。有心脏手术史包括 CABG 为 31 例(2 例 LIMA-右胸廓内动脉"Y"形移植)。收集并分析所有患者的人口统计学、术中操作和短期结果数据。患者基线特征见表 8.1。总的中位体外循环(CPB)时间为 65 分钟(IR 55~79 分钟),中位主动脉阻断时间为 49 分钟(IR 42~64 分钟)。44 例患者(74.5%)因年龄或偏好而植入生物瓣膜;其余 15 例患者使用机械瓣膜。中位重症监护和住院时间分别为 47.5 小时(IR 38~72 小时)和 8 天(IR 7~11 天)。住院死亡率 1.7%(1/59)。所有术后结果见表 8.2。

结　论

相对于一些已知缺陷，我们认为微创手术还是显示出各种优势。首先,它手术创伤小,因为需要分离心包粘连和纵隔游离较小,仅限于升主动脉和一小部分右心房。右心

表 8.1　患者的基线特征

年龄(岁)	75(66~78)
男性	35(59.3%)
高血压病	49(83.1%)
糖尿病	14(23.7%)
吸烟状况	
现在	12(20.3%)
以前	14(23.8%)
慢性肺病	11(18.3%)
心房颤动	12(20.3%)
射血分数(%)	55(48~60)
冠状动脉旁路移植术	31(52.5%)
EuroSCORE*	10(8~12)

数据以患者数和总序列百分比表示,连续数据以中位数(25%~75%)表示。

* 欧洲心脏手术风险评估系统。

表 8.2　术后早期结果

气管切开	3(5.1%)
败血症	1(1.7%)
二次探查止血术	5(8.5%)
术后起搏器	5(8.5%)
心房颤动	11(18.6%)
输血	41(69.5%)
红细胞单位	2(1.7~5)
通气时间(小时)	6.5(5~13.3)
重症监护病房时间(小时)	47.5(38~72)
活着出院	58(98.3%)

数据以患者数和总序列百分比表示,连续数据以中位数(25%~75%)表示。

室不需要完全分离。这避免了出血和损伤的风险,特别是在外露的旁路移植血管桥存在的情况下[26-27]。上段胸骨切开(UHS)为再次微创主动脉瓣手术(MIrAVR)提供了足够的外科操作视野和主动脉瓣膜的暴露,并且如果需要的话,可以很容易地中转为全胸骨切开术。微创替代方法是右前胸切口(ART)[28],但这对于再手术病例意味着更多技术上的挑战。其次,由于胸部有第二道伤疤,美观效果欠佳。

　　现有数据表明,MIrAVR 不影响整个手术过程的疗效。尽管会有外科医生学习曲线的影响(学习曲线较长),报道的手术死亡率和并发症发生率数据是非常令人鼓舞的[11,14,18,20,29-31]。本章作者认为,MIrAVR 可以降低手术创伤,从而缩短手术时间和住院时间,降低胸骨不稳定和(或)感染的风险。

(张波 李小辉 译)

参考文献

[1] Ross DN. Homograft replacement of the aortic valve. *Lancet.* 19628;2(7254):487.

[2] Aikawa E, Schoen FJ. In: Calcific and degenerative heart valve disease, in *Cellular and molecular pathobiology of cardiovascular disease.* Stone J, Homeister JM, Willis MS, editors. Elsevier; 2014. pp. 161–181.

[3] Brown JM, O'Brien SM, Wu C, Sikora JA, Griffith BP, Gammie JS. Isolated aortic valve replacement in North America comprising 108,687 patients in 10 years: changes in risks, valve types, and outcomes in the Society of Thoracic Surgeons National Database. *J Thorac Cardiovasc Surg* 2009;137:82-9.

[4] Frilling B, von Renteln-Kruse W, Riess FC. Evaluation of operative risk in elderly patients undergoing aortic valve replacement: the predictive value of operative risk scores. *Cardiology* 2010;116:213-8.

[5] Cosgrove DM3rd, Sabik JF. Minimally invasive approach for aortic valve operations. *Ann Thorac Surg* 1996;62:596-7.

[6] Benetti FJ, Mariani MA, Rizzardi JL, Benetti I. Minimally invasive aortic valve replacement. *J Thorac Cardiovasc Surg* 1997;113:806-7.

[7] Gundry SR, Shattuck OH, Razzouk AJ, del Rio MJ, Sardari FF, Bailey LL. Facile minimally invasive cardiac surgery via ministernotomy. *Ann Thorac Surg* 1998;65:1100-4.

[8] Kim BS, Soltesz EG, Cohn LH. Minimally invasive approaches to aortic valve surgery: Brigham experience. *Semin Thorac Cardiovasc Surg* 2006;18:148-53.

[9] Svensson LG, D'Agostino RS. "J" incision minimal-access valve operations. *Ann Thorac Surg* 1998;66:1110-2.

[10] von Segesser LK, Westaby S, Pomar J, Loisance D, Groscurth P, Turina M. Less invasive aortic valve　surgery: rationale and technique. *Eur J Cardiothorac Surg* 1999;15:781-5.

[11] Phan K, Xie A, Di Eusanio M., Yan T. A Meta-analysis of minimally invasive versus conventional sternotomy for aortic valve replacement. *Ann Thorac Surg* 2014; 98:1499-544.

[12] Tam RK, Garlick RB, Almeida AA. Minimally invasive redo aortic valve replacement. *J Thorac Cardiovasc Surg* 1997; 114:682-3.

[13] Cohn LH, Adams DH, Couper GS, Bichell DP, Rosborough DM, Sears

SP, Aranki SF. Minimally invasive cardiac valve surgery improves patient satisfaction while reducing cost of cardiac valve replacement and repair. *Ann Surg* 1997;226:421-6.

[14] Pineda AM, Santana O, Lamas G, Lamelas J. Is a minimally invasive approach for re-operative aortic valve replacement superior to standard full resternotomy? *Interact Cardiovasc Thorac Surg* 2012;15(2):248-52.

[15] Onorati F1, Biancari F, De Feo M, Mariscalco G, Messina A, Santarpino G, Santini F, Beghi C, Nappi G, Troise G, Fischlein T, Passerone G, Heikkinen J, Faggian G. Mid-term results of aortic valve surgery in redo scenarios in the current practice: results from the multicentre European RECORD (REdo Cardiac Operation Research Database) initiative. *Eur J Cardiothorac Surg* 2015;47(2):269-80.

[16] Byrne JG, Karavas AN, Filsoufi F, Mihaljevic T, Aklog L, Adams DH, Cohn LH, Aranki SF. Aortic valve surgery after coronary artery bypassn grafting with functioning internal mammary artery patent grafts. *Ann Thorac Cardiovasc Surg* 2002;73:779–784.

[17] Gaeta R, Lentini S, Raffa G, Pellegrini C, Zattera G, Viganò M. Aortic valve replacement by ministernotomy in redo patients with previous left internal mammary artery patent grafts. *Ann Thorac Cardiovasc Surg* 2010;16:181–86.

[18] Kaneko T, Leacche M, Byrne J, Cohn L. Reoperative minimal access aortic valve replacement.*J Thorac Dis* 2013;5(Suppl 6):S669-S672.

[19] Kaneko T, Loberman D, Gosev I, Rassam F, McGurk S, Leacche M, Cohn L. Reoperative aortic valve replacement in the octogenarians-minimally invasive technique in the era of transcatheter valve replacement. *J Thorac Cardiovasc Surg* 2014;147(1):155-62.

[20] Mikus E, Calvi S, Tripodi A, Lamarra M, Del Giglio M. Upper 'J' ministernotomy versus full sternotomy: an easier approach for aortic valve reoperation. *J Heart Valve Dis* 2013;22(3):295-300.

[21] Ruttmann E, Gilhofer TS, Ulmer H, Chevtchik O, Kocher A, Schistek R, Laufert G, Mueller LC. Propensity score-matched analysis of aortic valve replacement by mini-thoracotomy. *J Heart Valve Dis* 2010;19:606-14.

[22] Crooke GA, Schwartz CF, Ribakove GH, Ursomanno P, Gogoladze G, Culliford AT, Galloway AC, Grossi EA. Retrograde arterial perfusion, not incision location, significantly increases the risk of stroke in reoperative mitral valve procedures. *Ann Thorac Surg* 2010;89:723-30.

[23] Grossi EA, Loulmet DF, Schwartz CF, Solomon B, Dellis SL, Culliford AT, Zias E, Galloway AC. Minimally invasive valve surgery with antegrade perfusion strategy is not associated with increased neurologic complications. *Ann Thorac Surg* 2011;92:1346-50.

[24] Smith RL, Ellman PI, Thompson PW, Girotti ME, Mettler BA, Ailawadi

G, Peeler BB, Kern JA, Kron IL. Do you need to clamp a patent left internal thoracic artery left anterior descending graft in reoperative cardiac surgery? *Ann Thorac Surg* 2009;87:742–747.

[25] Byrne JG, Aranki SF, Couper GS, Adams DH, Allred EN, Cohn LH. Reoperative aortic valve replacement: partial upper hemisternotomy versus conventional full sternotomy. *J Thorac Cardiovasc Surg* 1999 Dec;118(6):991-7.

[26] Dobrilovic N, Fingleton JG, Maslow A, Machan J, Feng W, Casey P, Sellke FW, Singh AK. Midterm outcomes of patients undergoing aortic valve replacement after previous coronary artery bypass grafting. *Eur J Cardiothorac Surg* 2012;42(5):819-25.

[27] Follis FM, Pett SB, Jr, Miller KB, Wong RS, Temes RT, Wernly JA. Catastrophic hemorrhage on sternal reentry: still a dreaded complication? *Ann Thorac Surg* 1999; 68: 2215–9.

[28] Pineda AM, Santana O, Reyna J, Sarria A, Lamas GA, Lamelas J. Outcomes of aortic valve replacement via right minithoracotomy versus median sternotomy after prior cardiac surgery. *J Heart Valve Dis* 2013;22(1):50-5.

[29] Murtuza B, Pepper JR, Stanbridge RD, Jones C, Rao C, Darzi A, Athanasiou T. Minimal access aortic valve replacement: is it worth it. *Ann Thorac Surg* 2008;85:1121–31.

[30] Brown ML, McKellar SH, Sundt TM, Schaff HV. Ministernotomy versus conventional sternotomy for aortic valve replacement: a systematic review and meta-analysis. *J Thorac Cardiovasc Surg* 2009;137:670-9.

[31] Phan K, Zhou JJ, Niranjan N, Di Eusanio M, Yan TD. Minimally invasive reoperative aortic valve replacement—A systematic review and meta-analysis. *Ann Cardiothorac Surg* 2015;4(1):15-25.

第 9 章

全腔镜和机器人辅助下微创主动脉瓣手术

Marco Vola，Antoine Gerbay

摘　要

全腔镜下主动脉瓣置换术(TEAVR)作为一种手术治疗方式,可以在植入瓣膜替代物之前去除潜在的病变组织。因此,TEAVR 不仅与经导管主动脉瓣置换术不冲突,可作为其有益补充。术后早期恢复良好使 TEAVR 有可能成为外科治疗的标准手术方式。在使用无缝合瓣膜的情况下,该方法已被证实具有可行性。目前面临的挑战是如何安全地提升该手术的可重复性。

关键词:内镜,微创,主动脉,瓣膜,机器人

简　介

几种微创方法已被证实在输血和减少术后不适方面，较全胸骨切开术具有优势。全腔镜下心脏手术在患者术后生活质量方面表现出优异的结果[1,2]。在封闭胸腔内进行主动脉瓣置换术(AVR)是我们即将面临的挑战。

全腔镜下主动脉瓣手术的理论基础

全腔镜下主动脉瓣置换术(TEAVR)旨在最大限度地减少 AVR 导致的胸壁创伤。然而,由于第三代经导管主动脉瓣置换(TAVR)装置出色的临床结果,使其适应证有可能很快会扩展到低风险患者中,但是部分科学界人士可能会对在 TEAVR 技术上继续努力提出质疑。另一方面,主动脉瓣钙化会导致 TAVR 术后瓣周漏发生率增高,研

究报道 TAVR 术后 5 年预期寿命较短[3],而手术则可以切除钙化主动脉瓣膜组织。主动脉瓣钙化的不对称分布使经导管支架呈椭圆形扩张,从而导致人工瓣膜不对称性开放和耐久性降低。最终,主动脉上错综复杂的钙化组织可以作为微血栓形成的巢穴,目前有针对迟发慢性微栓塞的研究正在进行中 [4]。这些因素与某些第三代 TAVR 模型(如,Sapien Ⅲ[5])中起搏器植入发生率较高有关,同时激起了关于投入精力完善和改进目前设备以期用于具有高钙化评分的中低手术风险患者的讨论。治疗的目标是植入人工瓣膜之前去除钙化组织,同时仅有极小的创伤并能改善生活质量。此外,与高风险老年患者相比,中等风险患者可以耐受较长时间的主动脉阻断,并能够快速恢复到正常的日常生活方式。这些是 TEAVR 理想的目标患者。

目前广泛使用的支架瓣膜不可压缩,无法放进套管,仍需要在胸廓上行较小的切开术将其送入胸腔。但是,随着镍钛诺无缝合瓣膜的出现,该问题得到了解决,并在2013 年完成了第一例完全内镜下人工瓣膜置换术[6]。

可压缩性无缝合瓣膜是全腔镜下治疗的前提

无缝合人工瓣膜避免了主动脉瓣环缝合及打结的过程。一些针对术中缺血时间的研究[7-10]认为与缝合式瓣膜相比,无缝合瓣膜可以减少主动脉阻断时间。然而,当微创手术与全胸骨切开手术相比时,微创手术主动脉阻断时间减少并不明显,尤其是在右前胸小切口中,因为它比胸骨上段小切口更具有挑战性[11]。除了节省手术时间外,无缝合瓣膜的另一项优势是避免了在技术上难以或不可能缝合的位置上进行缝合操作(如,高度钙化的主动脉根部,无支架主动脉瓣膜手术后二次手术等[12-15])。

在全腔镜手术中,镍钛诺无缝合瓣膜的另一特性也至关重要:可通过折叠/压缩瓣膜以将其置入胸腔镜套管中。由于目前可用的胸腔镜最大套管内径为 20mm,因此,在瓣膜植入主动脉根部之前,无缝合瓣膜折叠后的尺寸应小于套管内径。目前对 3f Enable 和 Perceval 无缝合人工主动脉瓣膜进行压缩比例研究发现,这二者均满足该标准[16],但这并不表示第二代无缝合人工瓣膜无法适应直径较小的套管。事实上,目前正在研发一种更通用的瓣膜,该瓣膜既可以像镍钛诺无缝合瓣膜一样,在外科手术去除钙化组织后进行植入,也可以像 TAVR 那样,不需要去除钙化组织,直接简单地植入人工瓣膜即可。

手术技巧

该手术在选择性肺通气下进行。放置荷包线于股总动脉和股总静脉,以建立股-股旁路。采用 Custodiol 心脏停搏液(组氨酸-色氨酸酮戊二酸心脏停搏液;Kohler

Chemie，Alsbach-Hähnlein，Germany)进行心肌保护。主套管(20mm,Flexipath；Ethicon，Inc.,Somerville,NJ)置于第 2 肋间,第 2 个套管(15mm)置于第 3 肋间,经皮主动脉阻断钳置于第 1 肋间,5mm 30 度光学镜经 7mm 套管置于第 2 肋间, 右肺静脉排气管及带有荷包线的二氧化碳注气管经 7mm 套管置于第 5 肋间(图 9.1)。使用 3f Enable 瓣膜手术过程的完整视频, 请访问以下链接:http://www.annalscts.com/article/view/4990/6716。

患者选择

在患者选择方面, 应考虑到 TEAVR 手术是一个尚处于临床研究阶段的手术,与开放手术相比,TEAVR 手术中主动脉阻断时间较长。因此,应避免选择有显著心室功能或肾功能障碍的患者。此外,患者应符合逆行体外循环的安全标准,但应避免主动脉周围操作空间不足(胸骨下缘与主动脉前壁之间<2cm)的患者。为了使主动脉阻断钳、心脏停搏液灌注针和主动脉切开操作之间保持适当距离,应排除主动脉较短(升主动脉的中心线应该>5cm)或没有生理曲度的垂直主动脉患者。通过 CT 扫描了解解剖定位,以确定主动脉近端中心轴与第 3 肋间隙的手术轴的关系。3D 重建有助于规划每位患者套针的理想位置(图 9.2)。

无缝合瓣膜的主动脉根部管理

目前市场上已撤回的 3F Enable 瓣膜是第一例尸体实验中所用的瓣膜模型,临床上可通过全腔镜条件下完成。这种瓣膜是手动折叠且没有固定器的,只是用一个简单的抓钳使瓣膜处于折叠状态。一旦通过套管进入胸腔后,瓣膜下部倾向于扩张,使其难以继续靠近主动脉根部。因此,通过增加两根 4-0 普罗林缝线来对植入技术进行调整,一个缝在镍钛合金支架边缘,另一个位置稍高一些,在支架水平。这样可以使瓣膜处于折叠状态且易于控制,当人工瓣膜边缘与自体瓣环对合较好时则剪断普罗林缝线(图 9.3)。

Perceval 瓣膜是由一个固定器保持瓣膜的折叠状态。此外,3 根导向缝线用于保障假体边缘与自身瓣环对位后瓣膜的释放。目前已研究证实通过小切口进行 Perceval 瓣膜植入具有安全性和可重复性 [1]。我们在临床经验中发现,Perceval 瓣膜可以通过 20mm 的管套,而且主动脉阻断时间低于使用 3F Enable 行 TEAVR 时主动脉阻断时间的平均值(112±18min,14 例患者)。在使用 Perceval 瓣膜行 TEAVR 中,可以使用 3 条止血带以避免固定器周围普罗林缝线扭曲(图 9.4),剩下的植入步骤则与开放手术相同。

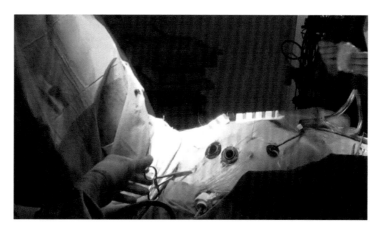

图 9.1 手术准备。主动脉阻断(用 Chitwood 夹经第 1 肋间完成)。注意通气口和荷包线通过套管针经第 5 肋间进入胸腔。

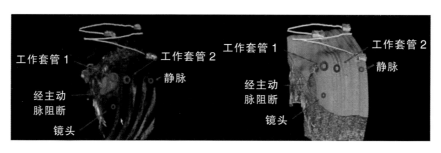

图 9.2 CT 扫描下的三维重建。(A)根据主动脉根部解剖结构规划套管位置;(B)通过套针位置的皮肤投影模拟患者皮肤小切口位置。

挑战和前景

机器人辅助右胸小切口主动脉瓣置换术

目前已有一些关于达芬奇机器人操纵系统进行二尖瓣修复和置换术的报道[17,18]。Folliguet 等[19]的一项小型研究报道了机器人辅助右胸小切口主动脉瓣手术方法:10 例患者均成功手术,主动脉阻断时间为 98.2±30.4min。使用了两个机器人手臂,一个位于腋中线第 2 肋间,另一个位于第 5 或第 4 肋间。2010 年,Suri 等在一项尸体研究[20]中,采用无缝合 Perceval 瓣膜经右胸 4cm 小切口行主动脉瓣置换术。

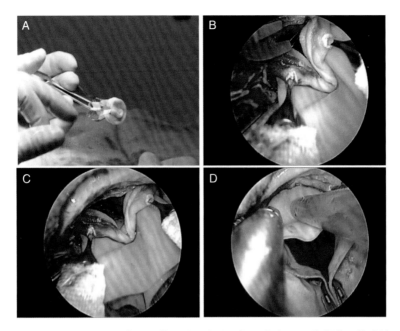

图 9.3　(A)3F Enable 瓣膜通过边缘上的普罗林缝线处于折叠状态;(B)剪断普罗林缝线后瓣膜则张开(C,D)。

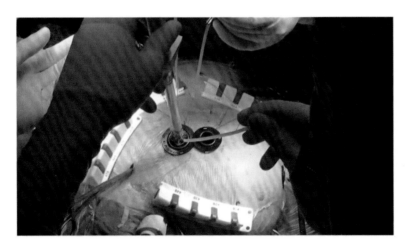

图 9.4　Perceval TEAVR:注意止血带随着瓣膜下降而进入主动脉根部,用于引导缝线的处理。

机器人 TEAVR

目前尚无全腔镜手术的临床报告，即完全通过胸腔镜套管完成瓣膜手术。

一些技术原因可能解释了与二尖瓣相比，主动脉瓣领域应用机器人手术的困难。非机器人全腔镜手术方法中，在使用镍钛诺无缝合瓣膜（Perceval）时，考虑到主动脉切开位置较高，理想的机器人手术臂位置必须适合在主动脉根部进行手术。在主动脉切开术中，为了安全和快速缝合主动脉，在镍钛诺支架近端的主动脉边缘应保留足够的主动脉组织。由此可见，与左心房相比，主动脉根部手术操作更加困难。具体而言，机器人手臂之间的空间有限，同时镜头与两个手术臂之间的三角空间也非常有限。在我们使用达芬奇系统 Si（Intuitive Surgical，Sunnivale，CA，USA）在尸体上进行全腔镜下行主动脉瓣置换的研究中，植入了 3F Enable 或 Perceval 无缝合瓣膜[21]（图 9.5），手术臂的操作空间必须避免冲突。本研究采用的手术设置包括：20mm 主操作口位于第 2 肋间，用以将瓣膜送入胸腔；第二操作口位于第 1 肋间（左机器人臂），第二机器人臂则位于第 3 或第 4 肋间（右机器人臂）。30°斜面镜头位于腋前线第 2 肋间隙，在第 1 肋间放置经皮阻断钳（Chitwood 阻断钳）。因其手术臂较薄且在胸外部分的操作臂之间影响较少，新型的达芬奇 Xi 遥操纵器（Intuitive Surgical，Sunnivale，CA，USA）在主动脉瓣手术方面更合适。这方面的实验研究仍在进行中。

机器人在无缝合 TEAVR 术中的优势主要在于原发钙化主动脉瓣切除和升主动脉根部缝合。另一方面，在特殊或严重瓣叶钙化方面，目前尚无尸体研究。此外，达芬奇系统的手术器械并不是专门用于狭窄主动脉瓣钙化组织切除的。达芬奇系统有助于提高升主动脉根部连续缝合的可重复性。然而，当组织脆弱时，必须考虑触觉反馈缺乏的问题。

内镜尺寸

在我们之前使用 3F Enable 瓣膜进行 TEAVR 时，瓣膜环形尺寸是基于图像测量的，物理尺寸仍是目前和未来使用无缝合瓣膜的关键。除非延长主套管的皮肤切口，否则大于该切口（20mm 长度）的 Perceval 瓣膜是不可能穿过的。只有专用的内镜扩张器才能克服这个问题（图 9.5B 和图 9.6）。然而这些设备目前尚未通过 CE 认证，将在通过预试验后在医疗机构进行临床测试。

经皮静脉逆行灌注停搏液

肺静脉排气前应准备好荷包线，这个操作需要严格的培训。在未来，这似乎可以通过经颈肺动脉排气管实现。目前只有一个器械 Edwards Endovent（Edwards，Irvine CA）

可用于经颈肺动脉排气,该领域尚需进一步文献研究。一般来说,在胸腔闭合的情况下,经颈静脉通路放置起搏导管及逆行停搏液灌注很有应用前景。

结　论

总体而言,TEAVR 的发展最终将会形成快速且可重复的四步“关胸”步骤——这是一个需要更进一步技术发展来实现的宏伟目标。应当将这项技术作为未来手术方式的参考,来提升手术辅助设备的功能,而不是致力于高强度的内镜技术训练,导致只有高度专科化的外科医生和大型中心能够开展该技术。理想情况下,后一种情况只有在技术的过渡阶段,正如目前所处的阶段,是可以被接受的。

致　谢

感谢 Thierry Folliguet 教授、Jean-francois Fuzellier 教授以及 Salvatore Campisi 博士对于本章编写工作的支持。

(帖红涛　莫然　译)

参考文献

[1] Morgan JA, Peacock JC, Kohmoto T, Garrido MJ, Schanzer BM, Kherani AR, Vigilance DW, Cheema FH, Kaplan S, Smith CR, Oz MC, Argenziano M. Robotic techniques improve quality of life in patients undergoing atrial septal defect repair. *Ann Thorac Surg* 2004;77:1328-33.

[2] Bonaros N, Schachner T, Wiedemann D, Oehlinger A, Ruetzler E, Feuchtner G, Kolbitsch C, Velik-Salchner C, Friedrich G, Pachinger O, Laufer G, Bonatti J. Quality of life improvement after robotically assisted coronary artery bypass grafting. *Cardiology* 2009;114:59-66.

[3] Mack MJ, Leon MB, Smith CR, Miller DC, Moses JW, Tuzcu EM, Webb JG, Douglas PS, Anderson WN, Blackstone EH, Kodali SK, Makkar RR, Fontana GP, Kapadia S, Bavaria J, Hahn RT, Thourani VH, Babaliaros V, Pichard A, Herrmann HC, Brown DL, Williams M, Akin J, Davidson MJ, Svensson LG; PARTNER 1 trial investigators. 5-year outcomes of transcatheter aortic valve replacement or surgical aortic valve replacement for high surgical risk patients with aortic stenosis

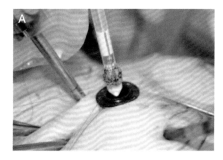
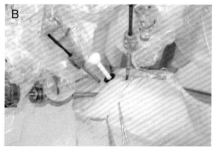

图 9.5 （A）机器人下 Perceval 瓣膜用于 TEAVR 手术（达芬奇机器人，尸体研究）；（B）使用 Vola 内镜测量器进行测量。

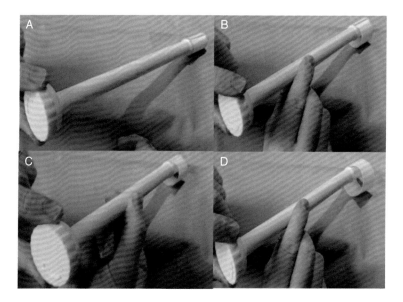

图 9.6 （A–D）Vola 内镜扩张器末端的塑料条带逐渐扩张。

[4] Fanning JP, Wesley AJ, Platts DG, Walters DL, Eeles EM, Seco M, Tronstad O, Strugnell W, Barnett AG, Clarke AJ, Bellapart J, Vallely MP, Tesar PJ, Fraser JF. The silent and apparent neurological injury in transcatheter aortic valve implantation study (SANITY): concept, design and rationale. *BMC cardiovascular disorders* 2014;14:45.

[5] Webb J, Gerosa G, Lefèvre T, Leipsic J, Spence M, Thomas M, Thielmann M, Treede H, Wendler O, Walther T. Multicenter evaluation of a next-generation balloon-expandable transcatheter aortic valve. *Journal of the American College of Cardiology* 2014;64:2235-43.

[6] Vola M, Fuzellier JF, Chavent B, Duprey A. First human totally endoscopic aortic valve replacement: an early report. *The Journal of*

thoracic and cardiovascular surgery 2014;147:1091-3.

[7]　Gilmanov D, Miceli A, Bevilacqua S, Farneti P, Solinas M, Ferrarini M, Glauber M. Sutureless implantation of the perceval s aortic valve prosthesis through right anterior minithoracotomy. *Ann Thorac Surg* 2013;96:2101-8.

[8]　Dalén M, Biancari F, Rubino AS, Santarpino G, Glaser N, De Praetere H, Kasama K, Juvonen T, Deste W, Pollari F, Meuris B, Fischlein T, Mignosa C, Gatti G, Pappalardo A, Svenarud P, Sartipy U. Aortic valve replacement through full sternotomy with a stented bioprosthesis versus minimally invasive sternotomy with a sutureless bioprosthesis. *EJCTS* 2016;49(1):220-7.

[9]　Shrestha M, Timm R, Höffler K, Koigeldiyev N, Khaladj N, Hagl C, Haverich A, Sarikouch S. Minimally invasive aortic valve replacement with self-anchoring Perceval valve. *The Journal of Heart Valve Disease* 2013;22:230-5.

[10]　Zannis K, Folliguet T, Laborde F. New sutureless aortic valve prosthesis: another tool in less invasive aortic valve replacement. *Curr Opin Cardiol* 2012;27:125-9.

[11]　Miceli A, Santarpino G, Pfeiffer S, Murzi M, Gilmanov D, Concistré G, Quaini E, Solinas M, Fischlein T, Glauber M. Minimally invasive aortic valve replacement with Perceval S sutureless valve: Early outcomes and endoscopic aortic valve replacement: an early report. *The Journal of thoracic and cardiovascular surgery* 2014;147:1091-3.

[7]　Gilmanov D, Miceli A, Bevilacqua S, Farneti P, Solinas M, Ferrarini M, Glauber M. Sutureless implantation of the perceval s aortic valve prosthesis through right anterior minithoracotomy. *Ann Thorac Surg* 2013;96:2101-8.

[8]　Dalén M, Biancari F, Rubino AS, Santarpino G, Glaser N, De Praetere H, Kasama K, Juvonen T, Deste W, Pollari F, Meuris B, Fischlein T, Mignosa C, Gatti G, Pappalardo A, Svenarud P, Sartipy U. Aortic valve replacement through full sternotomy with a stented bioprosthesis versus minimally invasive sternotomy with a sutureless bioprosthesis. *EJCTS* 2016;49(1):220-7.

[9]　Shrestha M, Timm R, Höffler K, Koigeldiyev N, Khaladj N, Hagl C, Haverich A, Sarikouch S. Minimally invasive aortic valve replacement with self-anchoring Perceval valve. *The Journal of Heart Valve Disease* 2013;22:230-5.

[10]　Zannis K, Folliguet T, Laborde F. New sutureless aortic valve prosthesis: another tool in less invasive aortic valve replacement. *Curr Opin Cardiol* 2012;27:125-9.

[11]　Miceli A, Santarpino G, Pfeiffer S, Murzi M, Gilmanov D, Concistré G, Quaini E, Solinas M, Fischlein T, Glauber M. Minimally invasive aortic valve replacement with Perceval S sutureless valve: Early outcomes and

one-year survival from two European centers. *The Journal of thoracic and cardiovascular surgery* 2014;148(6):2838-43.

[12] Concistre G, Farneti P, Miceli A, Glauber M. Sutureless aortic bioprosthesis in severe aortic root calcification: an innovative approach. *Interactive cardiovascular and thoracic surgery* 2012;14:670-2.

[13] Gariboldi V, Grisoli D, Devin A, Nee L, Theron A, Hubert S, Jaussaud N, Morera P, Collart F. Reoperation for failure of freestyle bioprosthesis using an Edwards intuity valve. *Ann Thorac Surg* 2013;96:e47-8.

[14] Gatti G, Benussi B, Camerini F, Pappalardo A. Aortic valve replacement within an unexpected porcelain aorta: the sutureless valve option. *Interactive cardiovascular and thoracic surgery* 2013.

[15] Villa E, Messina A, Cirillo M, Brunelli F, Mhagna Z, Dalla Tomba M, Troise G. Perceval Sutureless Valve in Freestyle Root: New Surgical Valve-in-Valve Therapy. *Ann Thorac Surg* 2013;96:e155-7.

[16] Vola M, Fuzellier JF, Campisi S, Grinberg D, Albertini JN, Morel J, Gerbay A. Total endoscopic sutureless aortic valve replacement: rationale, development, perspectives. *Annals of cardiothoracic surgery* 2015;4:170-4.

[17] Murphy DA, Moss E, Binongo J, Miller JS, Macheers SK, Sarin EL, Herzog AM, Thourani VH, Guyton RA, Halkos ME. The Expanding Role of Endoscopic Robotics in Mitral Valve Surgery: 1257 Consecutive Procedures. *Ann Thorac Surg* 2015;100:1675-82.

[18] Bush B, Nifong LW, Alwair H, Chitwood WR, Jr. Robotic mitral valve surgery-current status and future directions. *Annals of cardiothoracic surgery* 2013;2:814-7.

[19] Folliguet TA, Vanhuyse F, Konstantinos Z, Laborde F. Early experience with robotic aortic valve replacement. European journal of cardio-thoracic surgery: *official journal of the European Association for Cardio-thoracic Surgery* 2005;28:172-3.

[20] Suri RM, Burkhart HM, Schaff HV. Robot-assisted aortic valve replacement using a novel sutureless bovine pericardial prosthesis: proof of concept as an alternative to percutaneous implantation. *Innovations* 2010;5:419-23.

[21] Vola M, Maureira P, Kassir R, Fuzellier JF, Campisi S, Doguet F, Albertini JN, Ruggieri VG, Folliguet T. Robotic total endoscopic sutureless aortic valve replacement: proof of concept for a future surgical setting. *Int J Med Robot* 2015 Aug 18. doi: 10.1002/rcs.1694. [Epub ahead of print].

第 10 章

主动脉瓣快速植入与微创手术

Kevin Phan，Tristan D. Yan

摘 要

早期的临床证据表明,用无缝合法植入主动脉瓣假体,以达到最小化阻断时间和体外循环时间的目的,可用于传统的和微创的主动脉瓣置换术,从而减少围术期风险。本章将概述无缝合法或快速植入主动脉假体技术的历史、发展历程、目前进展和未来发展方向。

关键词:快速植入,主动脉瓣,微创

简 介

主动脉瓣狭窄(AS)是心脏瓣膜病最常见的类型[1]。随着 65 岁以上老年人群患病率的增加,临床医生经常面临治疗或处理复杂心脏并发症和晚期瓣膜病的老年患者的挑战[2]。特别是在医疗成本增加的新兴时代,需要不断反复评估在该人群中进行的外科手术方案和治疗措施,评估这些治疗措施是否合理,同时考虑如何选择患者和治疗方案的搭配,以达到最佳疗效,控制相关费用。在心脏外科手术的领域中,近几十年来一直大力强调微创手术技术,以尽量减小手术对患者造成的创伤负担。这种策略旨在减小切口尺寸,减少体外循环时间(CPB)[3,4]和阻断时间(AoX)[5],以及使用经皮导管技术[6,7]。

主动脉瓣膜手术正在经历从传统的开放式手术转变为微创手术的过程。主动脉瓣狭窄的传统手术方法是通过正中胸骨切开入路进行主动脉瓣置换术(AVR),使用生物或机械假体进行植入。目前已有许多随访研究证实了 AVR 作为 AS 治疗标准的安全性和长期疗效。紧接着,引入了微创主动脉瓣置换术(MIAVR)以最小化手术创伤[4,8,9]。为了进一步改善有效的治疗,重点已经转移为最小化手术的侵入性,同时扩大手术可

操作性的范围,以适应高度手术风险并伴有多种并发症的老年患者。

经由股动脉或经心尖入路的经导管主动脉瓣置换术(TAVR)已经出现近十年,作为正中胸骨切开、建立体外循环并阻断主动脉进行主动脉置换的替代术式[6,7,10,11]。TAVR 已将手术适应证扩大到精心挑选的高风险或无法手术的老年患者。尽管这项技术产生了巨大的影响,但由于患病的原生瓣膜仍留在原位,导致存在缺陷,包括瓣周漏、起搏器使用率增加以及出现中风、血管并发症和植入物移位等[10]。此外,TAVR 假体基于卷曲技术,可能会影响 TAVR 假体的耐用性[12]。因此,虽然 TAVR 为高风险或无法手术的患者提供了更换瓣膜的绝佳机会,但尚无明确证据支持将 TAVR 用于具有AVR 手术适应证并处于中等至高风险的"中间灰区"的患者。

技术进步的自然发展带来了手术方法的发展,可能尤其适合那些"中间地带"的患者——从常规"缝合"人工瓣膜发展为"无缝合"或快速植入的主动脉瓣。现代无缝线主动脉瓣假体已于 2007 年初在欧洲,2009 年在北美推广应用。这项技术避免或尽量减少了瓣膜植入过程缝合线在钙化的瓣环上放置和打结固定的要求,并通过减少阻断时间和体外循环持续时间革新了传统的 AVR 方法,推动了微创 AVR 技术的进步。总的来说,这具备降低术后死亡率、发病率,减少术后住院时间,并提高成本效益的发展潜力。此外,与经导管技术相反,因原生病变瓣膜被切除,无缝线瓣膜 AVR 可以提供"治愈性"的手术效果。

早期临床证据表明无缝线主动脉瓣假体适用于传统和微创手术,以尽量减少阻断时间(AoX)和体外循环时间(CPB)时间,这可能会降低围术期风险。本章将概述无缝线法或快速植入主动脉假体技术的历史、基本原理、发展历程、目前进展和未来的发展方向。

无缝合主动脉瓣假体的历史

尽管近期尤其是近十年的后半段时间,无缝线瓣膜植入技术得到了高度关注,但该概念最早是在 20 世纪 60 年代初引入的。最早的无缝线脉瓣假体固定模型由Magovern 和 Cromie[13]开发,它包括一个瓣膜固定环结合机械球笼主动脉瓣假体。有两种开发瓣膜置换的机制:①具有上下板的圆形底座和 9 个 L 形销钉,其侧向推出并被驱动进入主动脉壁以进行固定;②带有凹槽表面的中心圆柱体,带有 2 个螺纹的圆环和 24 个弯曲的针以横向弹出并固定在主动脉壁上。其设计的优势在于,与相同尺寸的传统人工瓣膜假体相比,它可以更快地植入并具有更大的瓣膜直径和主动脉瓣区域。

第一个 Magovern-Cromie 人工脉瓣假体于 1962 年植入,此后几年 Mogovern 连续植入该人工脉瓣假体。在他们最初的队列研究中,包括 Magovern 操作的 7 个人工主动脉瓣假体和 3 个人工二尖瓣假体无缝线植入,平均 AoX 时间为 30 分钟[13]。10 例患者中,有 3 例院内死亡,1 例因脑栓塞死亡。来自同一组的其他 52 例患者和假体的数据显示 AoX 时间减少为 18 分钟,然而,这被血栓栓塞、球移位、瓣周漏、心内膜炎和抗凝不充分等并发症增加所抵消[14]。Magovern 确实注意到,通过改变人工瓣膜假体的设计可以最大限度地减少其手术过程中的许多缺陷。他还表示,主动脉患者的院内死亡都不是与心脏手术中的常见问题有关,如肾功能衰竭、出血、心律失常、肺栓塞或心内膜炎等。虽然超过 7300 个 Magovern-Cromie 人工瓣膜假体成功植入,但是该产品于 1980 年停止生产[15]。但最初的无缝线人工瓣膜假体在心脏手术中仍然是一个重要的里程碑,仅在 Harken 首次完成了瓣膜假体植入术的短短两年后就面世了[16]。

经过这段时期后,无缝线植入瓣膜假体的概念被遗忘,而基于导管的技术开始发展并蓬勃发展。经皮技术首先通过 1985 年的球囊瓣膜成形术的概念引入。2002 年,Alain Cribier 进行了第一例经皮瓣膜植入手术[17],其基于将生物主动脉瓣装入金属或镍钛诺支架的概念,将其压缩导入导管并将基于镍钛诺支架的瓣膜球囊放置到位。虽然经皮入路最初是通过股动脉途径进行的,但对于伴有严重外周血管疾病的患者,经心尖入路是另一种选择。这些发展激发了手术界无缝线技术的复兴,作为 TAVR 在高风险手术患者中的一种手术替代方案。目前有三种无缝合假体被批准(图 10.1):(A) 3F Enable (Medtronic, Minneapolis, USA);(B)Perceval S (Sorin, Saluggia, Italy);(C) Intuity Elite (Edward Lifesciences, Irvine, USA)。

无缝线/快速植入主动脉瓣和经导管假体瓣膜植入之间存在若干相似之处和不同点。虽然无缝合假体是基于与 TAVR 假体类似的技术和概念,但无缝线方法不需要卷曲心包膜。无缝线瓣膜植入手术方式可以直接观察病变的自体瓣膜和目标孔,并且有利于在置换假体之前移除患病瓣膜和清除钙化的瓣环。相比之下,TAVR 依赖于通过荧光透视间接显示假体和植入。目前的 TAVR 操作流程中不包括去除原生病变的瓣膜,在某些情况下,瓣膜手术会导致瓣周漏。与标准的常规 AVR 相比,无缝线

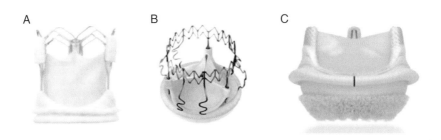

图 10.1　商业上可用的无缝合主动脉瓣膜。(A)3F Enable (Medtronic, Minneapolis, USA);(B) Perceval S(Sorin, Saluggia, Italy);(C)Intuity Elite(Edward Lifesciences, Irvine, USA)。

脉瓣不需要大量放置或打结缝合线。两种手术均涉及切除病变瓣膜，需要 CPB 和
AoX。两种手术都可以采用标准正中胸骨切开手术入路、正中胸骨小切口或肋间小切
口手术入路。

快速移入的主动脉瓣类型

2009 年获准通过 CE 标志的 3F Enable 无缝合主动脉瓣，其设计为模仿原生瓣膜
的功能。它由 3F 型主动脉生物假体 1000 组成，由三个相同的马心包材料组成，用戊
二醛固定并安装在自扩张镍钛诺框架上。涤纶织物覆盖流入法兰/裙边。扩展的镍钛诺
框架允许通过向外的径向力将装置固定在天然环中。第一次植入手术是在 2005 年，由
Sadowski 对一名 76 岁男性施行的。早期的结果很可观，移入时间为 148±173 秒，交叉
阻断时间为 55 分钟。术后平均主动脉瓣面积为 3.18±0.41cm²。然而，术后检测到轻微
的瓣周漏，归因于镍钛诺支架径向力不足。2006 年，在 3F Enable 设计中增加了一个扩
展的瓣膜袖带，并改为双翼缘设计，以减少瓣周漏。

3F Enable 无缝合瓣膜假体的植入可在胸骨正中切口或胸骨小切口中进行。通过
升主动脉和右心房的插管来建立标准 CPB。按照传统的 AVR，进行横向主动脉切开，
切除原生病变瓣膜和钙化的瓣环。对于无缝合瓣膜的植入，瓣膜的尺寸至关重要，因
为不可能在较小的瓣环中植入一个更大瓣环尺寸的人工瓣膜。带镍钛合金框架及柔
韧性心包小叶的优势在于，该装置可以在冷水中折叠固定后在术中通过导管送至主
动脉根部。部署后，镍钛诺支架的形状和尺寸会恢复到预设尺寸。其固有的向外径向
力可以固定位置。虽然植入不需要缝合，但建议将两根永久性缝合线放入以支撑瓣膜
环处的假体。

Perceval 无缝合瓣在 2011 年获得 CE 认证。该假体由牛心包组织附着自膨式弹性
Ni-Ti 合金支架组成，该支架由两个环和 9 个垂直支柱组成，具有支撑瓣膜并将其固定
到位的双重作用，没有任何永久缝合。它还有薄薄的 Carbofilm™ 涂层以改善生物相容
性。为了植入，瓣膜用无创伤式折叠装置。瓣膜保持折叠状态，可直接观察直到其就位
正确。一旦处于适当的位置，它可以自我扩张回原来的直径。

2012 年获得 CE 批准的 Edwards Intuity 无缝合瓣膜，其设计基于 Perimount 瓣膜
系列。Edwards Intuity 瓣膜是一种支架式三叶片牛心包生物瓣膜，其流入面设有气囊
可扩展的裙边样框架。为了植入方便，在每个窦的最低点通过瓣环放置 3 根等距导
向缝合线，然后穿过瓣膜缝环最低点部分的相应黑色标记。这三组导向缝合线用于
将瓣膜定位在主动脉瓣环内。然后通过短球囊充气展开球囊扩张框架，然后固定导
向缝合线。

基本原理

无缝线或快速植入主动脉瓣的引入有可能彻底改变微创主动脉瓣手术。首先从技术角度讲，无缝线 AVR 包含切除原生病变瓣膜——一种根治手术方法——与当前 TAVR 手术不同，在后者病变的自体瓣膜并未被切除。该手术技术提供的主要优势是减少了 AoX 和 CPB 时间，因为瓣膜假体的放置更容易且缝合更少[18]。在心胸外科文献中，较长的 AoX 和 CPB 时间与更高的术后心血管不良事件发生率有关[19]。特别是在左心室射血分数较低或伴有糖尿病的患者中，即使面对最现代的心脏保护技术和方法，AoX 或 CPB 时间的减少也有降低并发症风险和长期死亡率的潜力。

国际瓣膜手术研究组(IVSSG)进行的一项系统回顾和荟萃分析确定了 12 项有意义的研究，这些研究分析显示，使用无缝线假体的单纯 AVR 手术其 AoX 和 CPB 时间分别为 56.7min 和 33min，这与胸外科学会(STS)国家常规缝合 AVR 数据库所报告的值相比下降了一半，在微创 AVR 手术中阻断时间与全胸骨切开入路 AVR 相当。无缝线或快速植入主动脉瓣的 AoX 和 CPB 时间的减少可能改善患者预后，尤其对于那些具有显著潜在并发症和高手术风险特征的患者。因此，在采用多种复合手术方式的复杂手术中，以缩短手术时间并改善预后为目的，无缝线方法也可能是合理的。

无缝线技术的另一个优势是它促进微创主动脉瓣手术的发展。先前的研究表明 MIAVR 与常规 AVR 有相似的结果，包括住院时间减少，胸骨伤口并发症减少，减少手术创伤和提高美容效果。然而，MIAVR 方法也有其局限性，包括术者学习曲线长，手术的 AoX 和 CPB 时间较长，这限制了其传播到分布广泛但规模较小的心脏中心。手术技术难度大和持续时间较长的部分原因是在于手术视野局限，需要在狭小的操作空间上无缝线布置瓣膜假体和固定。因此，使用快速植入技术可以通过简化 MIAVR 程序，避免通过有限的手术区域将主动脉瓣膜缝合到瓣环上，以克服这个技术壁垒。随着手术复杂性降低和体外循环时间的减少，在小切口手术中使用无缝线假体可促进手术效果的进一步提升，并促使这种手术更多应用于更年老的患者和更高风险手术的患者。

从术后瓣周漏发生率来看，无缝合瓣膜假体可能比经导管的瓣膜假体植入效果要好得多。在经过多变量调整后，Athappan 等的荟萃分析预测 1 年死亡率结果显示，在接受 TAVR 治疗后，瓣周漏与预后差相关。无缝线 AVR 的瓣周漏率发生率较低，从手术操作过程的角度来看，无缝线 AVR 术者在直视下切除钙化的瓣膜及瓣环，最后随访时瓣周漏发生率为 2%~4%。这显著低于 TAVR 术后报道的 12%。

此外，无缝线 AVR 与良好的血流动力学结果相关，跨瓣膜压差非常低，患者瓣膜假体失配率(PPM)风险降低。因此，高风险亚组患者比其他患者更有可能从无缝线 AVR 中获益，这是一种有前景的替代方案，具有出色的血流动力学表现，有助于微创和创伤较小的入路,同时最大限度地减少 CPB 和 AoX 时间。

适应证

目前,无缝合快速植入主动脉假体的适应证和禁忌证遵循生物性支架主动脉瓣假体植入的建议和指南[2,20]。介于目前的指南建议 65 岁及以上的患者可作为生物瓣膜置换术的候选人,因此同样建议对该年龄组的患者考虑无缝合快速部署瓣膜。无缝合快速植入瓣膜可能适用于合并血管瓣膜病的患者,血管壁病变如主动脉根部钙化、主动脉壁钙化或先前已植入主动脉同种移植物或无支架瓣膜,以及联合手术和动脉根部细小的患者。

对于联合手术,无缝合瓣膜可视为首选的瓣膜假体,以减少与体外循环时间和阻断时间相关的并发症及发病率[20-23]。对于再次手术,可能会有广泛的粘连,这可能会扭曲心脏结构。因此,有限的手术入路可能使手术变得困难和更具有挑战性[24-26]。由于先前的 AVR、冠状动脉旁路移植术(CABG)或主动脉壁钙化、主动脉根部钙化等因素使手术变得更复杂与困难,在这种情况下,无缝线和快速部署瓣膜技术可使再次手术更顺利地进行[27,28]。

就环面尺寸而言,19mm 被认为对于无缝合快速植入瓣膜来说太小了。由于当前可用假体的尺寸限制,环腔扩大手术是必要的。但是,这些操作可能耗时,并且在主动脉瓣环中植入补片材料可能导致固定自膨胀式瓣膜的稳定性变差。因此建议如果考虑无缝线或快速植入瓣膜,应避免根部扩大手术[29]。无缝线和快速植入瓣膜的使用目前仅限于 19~27mm 的环形尺寸[29]。

讨论与临床证据

几项系统性回顾和荟萃分析已经探讨了无缝线主动脉瓣手术的预后[18,30,31]。从筛选的 12 项研究中, 微创方法用于 40.4% 的纳入患者,22.8% 的患者接受了同期 CABG 手术。单独 AVR 手术的数据显示 AoX 和 CPB 持续时间分别为 56.7min 和 46.5min。整体的 30 天和 1 年死亡率分别为 2.1% 和 4.9%,而中风(1.5%)、瓣膜变性(0.4%)和瓣周漏(PVL)(3.0%)的发生率是可以接受的。作者的结论是,无缝线主动脉瓣植入是一个安全的手术,且 AoX 和 CPB 持续时间更短。

无缝线对比传统主动脉瓣置换术

已有几项比较性研究调查了无缝线与传统 AVR 的结果。2013 年,D'Onofrio 等[32,33]报道了传统 AVR 手术、无缝线 AVR 和经心尖 TAVR 之间的比较。2009—2012 年,共有 566 例 TAVI、349 例 AVR 和 38 例无缝线 AVR 患者接受了治疗。无缝线 AVR 组有 0 例死亡,而 AVR 组有 1 例死亡。两组均无中风,两组均有 1 例需要永久起搏器。无缝线 AVR 组术后主动脉瓣关闭不全(AR)为 6 例(19.4%),AVR 组 2 例(1.8%)。经过匹配和多变量分析后,两组在术后结局方面没有差异。作者得出的结论是,使用匹配的无缝线 AVR 和常规 AVR 手术获得了类似的结果。

Shrestha 等[34]比较 70 例 AVR 与 50 例无缝线 AVR 老年患者,这些患者>75 岁,小主动脉根部<22mm。无缝线 AVR 需要更短的 CPB 时间(58.7min 对 75.3min)和 AoX 时间(30.1min 对 50.3min)。传统组有 3 例死亡(4.3%),无缝线组无死亡。作者的结论是,无缝线手术有利于老年小主动脉瓣根部的微创手术。

在第一项比较微创快速植入与传统 AVR 的随机研究中,Borger 等[5]表明,无缝线方法可显著降低 AoX 时间(41.3min 对 54min),但 CPB 时间相似(68.8min 对 74.4min),也有类似的早期临床结果。无缝线方法有较低的平均跨瓣压差(8.5mmHg 对 10.3mmHg)和较低的患者瓣膜假体错配率(0 对 15%)有关。作者的结论是,与传统的支架生物假体相比,快速植入主动脉瓣膜假体可以缩短 AoX 时间,并改善瓣膜血流动力学。

Dalen 等得出了类似的结论[35],他们对比了 133 例常规 AVR 和 133 例无缝线 AVR 患者。无缝线的方法显著降低了 CPB 和 AoX 时间。据报道,两组患者的院内死亡率相似,术后中风和起搏器植入发生率相似,但无缝线组需要的机械通气时间更短。尽管其回顾性设计存在局限性,但该研究证实,与缝合假体组相比,无缝线 AVR 组显著减少手术和机械辅助通气时间,并且降低死亡率和术后并发症发生率,从而取得优异的手术效果和术后血流动力学结果。

几项系统性回顾和荟萃分析探讨了无缝线 AVR 和传统 AVR,以及无缝线 AVR 和 TAVR 之间的结果。Hurley 等[30]进行了一项荟萃分析,比较 832 例无缝线 AVR 患者与 3740 例常规 AVR 患者的结果。无缝线组的 AoX 时间(39.8min 对 62.4min;$P<$ 0.001)和 CPB 时间(64.9 对 86.7min)短于常规 AVR 组。但无缝线组的永久起搏器植入率较高(9.1%对 2.4%)。

无缝线对比经导管主动脉瓣置换术

Santarpino 等[36]研究了 37 对匹配的患者接受 TAVR 和无缝线 AVR。术前指征和风险评分是可比的。作者发现无缝线组 4 例(10.8%)和 TAVR 组 1 例(2.7%)需要永久性起搏器。每组均有 2 例发生神经系统并发症。与无缝线组相比,TAVR 组发生瓣周漏的发生率更高(13.5%对 0)。平均随访 18.9 个月,无缝线组的存活率显著更高(97.3% 对 86.5%)。作者认为,对于在选择 TAVR 还是传统手术之间"灰色区域"的患者,AVR 为一线治疗选择。

Biancari 等[37]也比较了无缝合 AVR 与 TAVR 的直接结果。接受 TAVR 的患者为 394 例,而接受无缝线 AVR 的患者为 379 例。无缝线 AVR 术后院内死亡率为 2.6%,TAVR 术后死亡率为 5.3%。轻度瓣周漏(44%对 2.1%)以及中重度瓣周漏(14.1%对 0.3%)发生率显著增高。TAVR 也有更高的起搏器植入率(17.3%对 9.8%)。

Kamperidis 等[38]对比评估了 258 例接受 TAVR 或无缝线 AVR 的患者。与 3F Enable 瓣膜相比,TAVR 瓣膜假体[Edwards SAPIEN XT(Edwards Lifesciences,Irvine,California)和 CoreValve(Medtronic)]具有更大的有效孔面积指数,更低的压力阶差,更少的瓣膜假体–患者错配率,但有更高的术后主动脉瓣反流发生率。然而,两组在 1.5 年的随访时生存率大致相仿。TAVR 瓣膜假体表现出比 3F Enable 瓣膜好的血流动力学结果,但主动脉瓣反流的发生率更高。然而,这些差异并不影响患者的中期生存率。

最近,Miceli 等[39]报道了 MIAVR(微创主动脉瓣置换)的早期和中期治疗效果,分别是通过前壁右小切口(ART)、无缝线 AVR 与 TAVR 治疗重度 AS。从 2008 年 10 月至 2013 年 3 月,269 例严重主动脉瓣狭窄患者接受 Perceval S 无缝线瓣膜置换术(n=178 例,66.2%)或 TAVR(n=91,33.8%;其中 44 例经心间入路,47 例经股动脉入路)。结果显示,TAVR 组的住院死亡率为 8.1%,ART 组为 0。在 TAVR 组中,37.8%有轻度瓣周漏(PVL),27%有中度 PVL,而在 ART 组中 2.7%有轻微 PVL。与接受 TAVR 的患者相比,接受 ART 的患者 1 年和 2 年生存率分别为 78.6%对 91.6%和 66.2%对 91.6%。作者的结论是,使用 Perceval S 无缝线瓣的 MIAVR 的早期预后和中期生存率要优于 TAVR。

Takagi 等[31]对 7 项观察性比较研究进行了荟萃分析。第一次汇总分析结果显示,无缝线 AVR 较 TAVR 的死亡率显著降低(2.5%对 7.3%)。第二次汇总分析结果显示,出血并发症、急性肾损伤和传导束损伤在无缝线 AVR 与 TAVR 之间无统计学差异。第三次汇总分析结果表明,无缝线 AVR 的瓣周漏发生率较 TAVR 显著降低(3.5%对 33.2%),这与之前的研究结果相一致。结论是,与 TAVR 相比,无缝线 AVR 可降低早期死亡率和术后瓣周漏发生率。

结论和未来研究方向

无缝线瓣的植入手术与传统的 AVR 不同,需要外科医生来监测学习曲线。确定瓣膜的大小非常重要,如果尺寸不理想,瓣周漏、瓣膜移位和根部裂开将是灾难性的并发症。鉴于无缝线 AVR 仍然是通过 AoX 和 CPB 进行的手术方式,相关并发症仍可能发生。

与其他瓣膜一样,无缝线的主动脉瓣膜也容易出现"支架蠕变",即支架柱永久向内偏转,可能导致瓣膜渗漏[40]。因此,在使用无缝线主动脉瓣时,确定瓣膜尺寸仍然是一个关键的评估步骤。

此外,全世界范围仍然缺乏无缝合瓣膜的长期随访数据,相关临床经验仍有限。已报道无缝合瓣膜的中期耐久性数据为 3~5 年随访,与一些支架瓣膜假体的 20~25 年随访报告相比,这一数据要少得多。最近,IVSSG 已制订开展无缝线项目研究,由一个大型国际合作小组来调查这项技术[18,41,42]。由 IVSSG 领导的国际合作努力将有望为无缝合主动脉瓣技术的安全性、有效性和长期并发症等方面提供有力的临床证据。

(李小辉 译)

参考文献

[1]　Nkomo VT, Gardin JM, Skelton TN, Gottdiener JS, Scott CG, Enriquez-Sarano M. Burden of valvular heart diseases: a population-based study. *Lancet* 2006:368:1005-1011.

[2]　Vahanian A, Otto CM. Risk stratification of patients with aortic stenosis. *European Heart Journal* 2010:31:416-423.

[3]　Cosgrove DM, 3rd, Sabik JF. Minimally invasive approach for aortic valve operations. *Annals Thorac Surg* 1996:62:596-597.

[4]　Phan K, Xie A, Di Eusanio M, Yan TD. A meta-analysis of minimally invasive versus conventional sternotomy for aortic valve replacement. *Annals Thorac Surg* 2014:98:1499-1511.

[5]　Borger MA, Moustafine V, Conradi L, Knosalla C, Richter M, Merk DR, Doenst T, Hammerschmidt R, Treede H, Dohmen P, Strauch JT. A Randomized Multicenter Trial of Minimally Invasive Rapid Deployment Versus Conventional Full Sternotomy Aortic Valve Replacement. *The Annals Thorac Surg* 2015;99(1):17-25.

[6]　Kapadia SR, Tuzcu EM, Makkar RR, Svensson LG, Agarwal S, Kodali S, Fontana GP, Webb JG, Mack M, Thourani VH, Babaliaros VC, Herrmann HC, Szeto W, Pichard AD, Williams MR, Anderson WN, Akin JJ, Miller DC, Smith CR, Leon MB. Long-Term Outcomes of Inoperable Patients with Aortic Stenosis Randomized to Transcatheter Aortic Valve Replacement or Standard Therapy. *Circulation* 2014;130(17):1483-927.

[7]　Leon MB, Smith CR, Mack M, Miller DC, Moses JW, Svensson LG, Tuzcu EM, Webb JG, Fontana GP, Makkar RR, Brown DL, Block PC, Guyton RA, Pichard AD, Bavaria JE, Herrmann HC, Douglas PS, Petersen JL, Akin JJ, Anderson WN, Wang D, Pocock S, Investigators PT. Transcatheter aortic-valve implantation for aortic stenosis in patients who cannot undergo surgery. *The New England Journal of Medicine* 2010;363:1597-1607.

[8]　Phan K, Zhou JJ, Niranjan N, Di Eusanio M, Yan TD. Minimally invasive reoperative aortic valve replacement: a systematic review and meta-analysis. *Annals of Cardiothoracic Surgery* 2014;4:15-25.

[9]　Phan K, Xie A, Tsai Y-C, Black D, Di Eusanio M, Yan TD. Ministernotomy or minithoracotomy for minimally invasive aortic valve replacement: a Bayesian network meta-analysis. *Annals of cardiothoracic surgery* 2014;4:3-14.

[10]　Zahn R, Gerckens U, Grube E, Linke A, Sievert H, Eggebrecht H, Hambrecht R, Sack S, Hauptmann KE, Richardt G, Figulla HR, Senges J, German Transcatheter Aortic Valve Interventions-Registry I. Transcatheter aortic valve implantation: first results from a multi-centre real-world registry. *European Heart Journal* 2011;32:198-204.

[11]　Genereux P, Webb JG, Svensson LG, Kodali SK, Satler LF, Fearon WF, Davidson CJ, Eisenhauer AC, Makkar RR, Bergman GW, Babaliaros V, Bavaria JE, Velazquez OC, Williams MR, Hueter I, Xu K, Leon MB, Investigators PT. Vascular complications after transcatheter aortic valve replacement: insights from the PARTNER (Placement of AoRTic TraNscathetER Valve) trial. *Journal of the American College of Cardiology* 2012;60:1043-1052.

[12]　Kiefer P, Gruenwald F, Kempfert J, Aupperle H, Seeburger J, Mohr FW, Walther T. Crimping may affect the durability of transcatheter valves: an experimental analysis. *Annals Thorac Surg* 2011;92:155-160.

[13]　Magovern GJ, Cromie HW. Sutureless Prosthetic Heart Valves. JTCVS 1963;46:726-736.

[14]　Magovern GJ, Kent EM, Cromie HW, Cushing WB, Scott S. Sutureless Aortic and Mitral Prosthetic Valves. Clinical Results and Operative Technique in 60 patients. *JTCVS* 1964;48:346-361.

[15]　Magovern GJ, Liebler GA, Park SB, Burkholder JA, Sakert T, Simpson KA. Twenty-five-year review of the Magovern-Cromie sutureless aortic valve. *Annals Thoracic Surgery* 1989;48:S33-34.

[16]　Gott VL, Alejo DE, Cameron DE. Mechanical heart valves: 50 years of evolution. Annals Thorac Surg 2003;76:S2230-2239.

[17]　Cribier A, Savin T, Saoudi N, Rocha P, Berland J, Letac B. Percutaneous transluminal valvuloplasty of acquired aortic stenosis in elderly patients: an alternative to valve replacement? *Lancet* 1986;1:63-67.

[18]　Phan K, Tsai Y-C, Niranjan N, Di Eusanio M, Yan TD. Sutureless aortic valve replacement: a systematic review and meta-analysis. *Annals of cardiothoracic surgery* 2015;4(2):100-11.

[19]　Al-Sarraf N, Thalib L, Hughes A, Houlihan M, Tolan M, Young V, McGovern E. Cross-clamp time is an independent predictor of mortality and morbidity in low- and high-risk cardiac patients. *International*

journal of surgery (London) 2011;9:104-109.

[20] Chandola R, Teoh K, Elhenawy A, Christakis G. Perceval Sutureless Valve - are Sutureless Valves Here? *Current Cardiology Reviews* 2015;11:220-228.

[21] Martens S, Zierer A, Ploss A, Sirat S, Miskovic A, Moritz A, Doss M. Sutureless Aortic Valve Replacement via Partial Sternotomy. Innovations (Philadelphia, Pa) 2010;5:12-15.

[22] Eichstaedt HC, Easo J, Harle T, Dapunt OE. Early single-center experience in sutureless aortic valve implantation in 120 patients. *JTCVS* 2014;147:370-375.

[23] Shrestha M, Folliguet TA, Pfeiffer S, Meuris B, Carrel T, Bechtel M, Flameng WJ, Fischlein T, Laborde F, Haverich A. Aortic valve replacement and concomitant procedures with the Perceval valve: results of European trials. *Annals Thorac Surg* 2014;98:1294-1300.

[24] Christiansen S, Schmid M, Autschbach R. Perioperative risk of redo aortic valve replacement. *Ann Thorac Cardiovasc Surg* 2009:15:105-110.

[25] Christiansen S, Autschbach R. Perioperative risk of aortic valve replacement after coronary artery bypass grafting. *The Thoracic and Cardiovascular Surgeon* 2006;54:157-161.

[26] Jones JM, O'Kane H, Gladstone DJ, Sarsam MA, Campalani G, MacGowan SW, Cleland J, Cran GW. Repeat heart valve surgery: risk factors for operative mortality. *The Journal of thoracic and cardiovascular surgery* 2001;122:913-918.

[27] Santarpino G, Pfeiffer S, Fischlein T. Perceval sutureless approach in a patient with porcelain aorta unsuitable for transcatheter aortic valve implantation. *International Journal of Cardiology* 2012;155:168-170.

[28] Plass A, Scheffel H, Alkadhi H, Kaufmann P, Genoni M, Falk V, Grunenfelder J. Aortic valve replacement through a minimally invasive approach: preoperative planning, surgical technique, and outcome. *Annals Thorac Surg* 2009;88:1851-1856.

[29] Gersak B, Fischlein T, Folliguet TA, Meuris B, Teoh KH, Moten SC, Solinas M, Miceli A, Oberwalder PJ, Rambaldini M, Bhatnagar G, Borger MA, Bouchard D, Bouchot O, Clark SC, Dapunt OE, Ferrarini M, Laufer G, Mignosa C, Millner R, Noirhomme P, Pfeiffer S, Ruyra-Baliarda X, Shrestha M, Suri RM, Troise G, Diegeler A, Laborde F, Laskar M, Najm HK, Glauber M. Sutureless, rapid deployment valves and stented bioprosthesis in aortic valve replacement: recommendations of an International Expert Consensus Panel. *EJCTS* 2016;49:709-718.

[30] Hurley ET, O'Sullivan KE, Segurado R, Hurley JP. A Meta-Analysis Examining Differences in Short-Term Outcomes Between Sutureless and Conventional Aortic Valve Prostheses. *Innovations* (Philadelphia,

Pa) 2015;10:375-382.

[31] Takagi H, Umemoto T. Sutureless aortic valve replacement may improve early mortality compared with transcatheter aortic valve implantation: A meta-analysis of comparative studies. *Journal of cardiology.* 2015 Oct 23 doi: 10.1016/j.jjcc.2015.09.009.

[32] D'Onofrio A, Messina A, Lorusso R, Alfieri OR, Fusari M, Rubino P, Rinaldi M, Di Bartolomeo R, Glauber M, Troise G, Gerosa G. Sutureless aortic valve replacement as an alternative treatment for patients belonging to the "gray zone" between transcatheter aortic valve implantation and conventional surgery: a propensity-matched, multicenter analysis. *JTCVS* 2012:144:1010-1016.

[33] D'Onofrio A, Rizzoli G, Messina A, Alfieri O, Lorusso R, Salizzoni S, Glauber M, Di Bartolomeo R, Besola L, Rinaldi M, Troise G, Gerosa G. Conventional surgery, sutureless valves, and transapical aortic valve replacement: what is the best option for patients with aortic valve stenosis? A multicenter, propensity-matched analysis. *The Journal of thoracic and cardiovascular surgery* 2013;146:1065-1070.

[34] Shrestha M, Maeding I, Hoffler K, Koigeldiyev N, Marsch G, Siemeni T, Fleissner F, Haverich A. Aortic valve replacement in geriatric patients with small aortic roots: are sutureless valves the future? *Interactive cardiovascular and thoracic surgery* 2013;17:778-782.

[35] Dalén M, Biancari F, Rubino AS, Santarpino G, Glaser N, De Praetere H, Kasama K, Juvonen T, Deste W, Pollari F, Meuris B, Fischlein T, Mignosa C, Gatti G, Pappalardo A, Svenarud P, Sartipy U. Aortic valve replacement through full sternotomy with a stented bioprosthesis versus minimally invasive sternotomy with a sutureless bioprosthesis. *EJCTS* 2016;49(1):220-7.

[36] 36.Santarpino G, Pfeiffer S, Jessl J, Dell'Aquila A, Vogt F, von Wardenburg C, Schwab J, Sirch J, Pauschinger M, Fischlein T. Clinical Outcome and Cost Analysis of Sutureless Versus Transcatheter Aortic Valve Implantation With Propensity Score Matching Analysis. *American J Cardiol* 2015;116:1737-1743.

[37] Biancari F, Barbanti M, Santarpino G, Deste W, Tamburino C, Gulino S, Imme S, Di Simone E, Todaro D, Pollari F, Fischlein T, Kasama K, Meuris B, Dalen M, Sartipy U, Svenarud P, Lahtinen J, Heikkinen J, Juvonen T, Gatti G, Pappalardo A, Mignosa C, Rubino AS. Immediate outcome after sutureless versus transcatheter aortic valve replacement. *Heart and Vessels* 2015 doi: 10.1007/s00380-014-0623-3.

[38] Kamperidis V, van Rosendael PJ, de Weger A, Katsanos S, Regeer M, van der Kley F, Mertens B, Sianos G, Ajmone Marsan N, Bax JJ, Delgado V. Surgical sutureless and transcatheter aortic valves: hemodynamic performance and clinical outcomes in propensity score-

matched high-risk populations with severe aortic stenosis. *JACC Cardiovascular Interventions* 2015;8:670-677.

[39] Miceli A, Gilmanov D, Murzi M, Marchi F, Ferrarini M, Cerillo AG, Quaini E, Solinas M, Berti S, Glauber M. Minimally invasive aortic valve replacement with a sutureless valve through a right anterior mini-thoracotomy versus transcatheter aortic valve implantation in high-risk patients. *EJCTS* 2016;49:960-965.

[40] Fleissner F, Molitoris U, Shrestha M, Martens A. Stent distortion after sutureless aortic valve implantation: a new complication seen with a novel surgical technique. *Interactive cardiovascular and thoracic surgery* 2015;20(3):436-8.

[41] Di Eusanio M, Phan K, Bouchard D, Carrel TP, Dapunt OE, Di Bartolomeo R, Eichstaedt HC, Fischlein T, Folliguet T, Gersak B, Glauber M, Haverich A, Misfeld M, Oberwalder PJ, Santarpino G, Shrestha ML, Solinas M, Vola M, Alamanni F, Albertini A, Bhatnagar G, Carrier M, Clark S, Collart F, Kappert U, Kocher A, Meuris B, Mignosa C, Ouda A, Pelletier M, Rahmanian PB, Reineke D, Teoh K, Troise G, Villa E, Wahlers T, Yan TD. Sutureless Aortic Valve Replacement International Registry (SU-AVR-IR): design and rationale from the International Valvular Surgery Study Group (IVSSG). *Annals of cardiothoracic surgery* 2015;4:131-139.

[42] Di Eusanio M, Phan K. Sutureless aortic valve replacement. *Annals Cardiothorac Surg* 2015;4:123-130.

第11章

微创主动脉瓣外科手术

Tristan D. Yan

摘　要

胸主动脉瘤(TAA)患者都有潜在的死亡风险,临床医师应对怀疑合并胸主动脉瘤的患者保持高度警惕,并在致命并发症发生之前进行外科干预。外科治疗的主要目的是减少创伤并使患者尽早康复。本章主要描述了胸骨正中小切口入路完成微创主动脉手术的技术细节,包括 6 个主要步骤:①胸骨正中小切口;②插管;③主动脉根部的暴露;④"法式袖套"技术即双层吻合技术;⑤冠状动脉纽扣再植技术;⑥半弓置换术,能否仔细完成这些手术步骤直接关系到手术的成败。本章详细介绍的"法式袖套"技术将有助于改善主动脉瓣环吻合处的止血效果。

关键词:主动脉手术,Bentall 手术,微创,小 Bentall

简　介

胸主动脉瘤(TAA)的总体发病率约为万分之一[1],是一种临床常见的主动脉疾病,需要细致和快速的外科评估。TAA 的相关症状通常难以确定,主要包括与动脉瘤扩张有关的表现(如,胸痛或声音嘶哑)和瘤体压迫相关的症状(如,喘鸣)。可以毫不夸张地说,TAA 是一个"潜伏的杀手"(图 11.1),因为许多患者可能未被诊断或被误诊,直到他们死亡或灾难性的并发症威胁他们的生命,如急性主动脉夹层、主动脉破裂、心血管系统衰竭和灌注不良综合征。本章的第一部分是 TAA 的概述,强调了 TAA 的一个重要信息:作为临床医师,我们应该对于疑似 TAA 的患者保持高度警惕,并在发生致命并发症之前进行快速的外科干预。

Hugh Bentall 和 Antony De Bono 于 1968 年首次描述了使用包裹技术治疗近端 TAA 的完整手术修复[2],这个经典的 Bentall 术式多年来围绕改善止血问题经历了不断

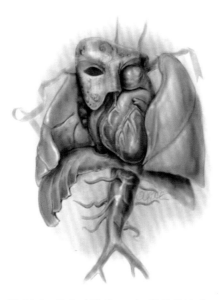

图 11.1 胸主动脉瘤,一个"潜伏的杀手"。

的改良,改良的 Bentall 术式主要包括使用带瓣人工管道来替换主动脉瓣、主动脉根部和升主动脉,将冠状动脉纽扣状再植入,得到了广泛的应用。近年来,几种传统的心脏手术已经受到微创技术的挑战,胸骨正中小切口或小切口开胸术越来越多地在临床应用,以减少手术创伤和促进患者恢复[3-7]。

本章第二部分主要描述的是经胸骨正中小切口进行微创主动脉手术的技术细节,分为 6 个主要步骤:①胸骨正中小切开术;②插管;③主动脉根部暴露;④"法式袖套"技术;⑤冠状动脉的纽扣状再植;⑥半弓置换术。特别是强调了"法式袖套"技术的细节,突出强调使用精细外科技术进行止血在微创主动脉外科手术中的重要性。

胸主动脉瘤

胸主动脉瘤的临床遗传学

胸主动脉瘤的表型大致可以分为两类:综合征类,通常与主动脉外观表现或疾病相关;非综合征类,其缺乏全身综合征相关的表型特征。近年来,对特异性突变的深入理解,使得对相关患者有了更准确的认识,这也进一步促进了我们对疾病进展微妙差异的理解。许多胸主动脉瘤的表观综合征倾向于个体化,占所有病例的 5%。其中最突出的是马方综合征,其引起进行性主动脉根部扩张,80%的患者需要在 40 岁之前进行手术,几乎所有的患者都需要在 60 岁之前进行手术[8],临床诊断基于修订的 Ghent 病学标准,包括家族史、分子检测和临床特征[9]。胸主动脉瘤的其他综合征包括 Ehlers-Danlos 综合征、Loeys-Dietz 综合征、动脉瘤性骨关节炎综合征和动脉迂曲综合征,这些综合征同样通过遗传学检测和变异特征来诊断。

胸部动脉瘤不伴有表型特征和广泛综合征的被归类为非综合征型的 TAA,这种类型是以常染色体显性方式遗传,外显率和可变性降低表达,表现出显著的临床和遗传异质性。非综合征型 TAA 可进一步细分为散发性 TAA 或家族性 TAA,取决于是否只有一个家庭成员或多个家庭成员受累。散发性 TAA 对比家族性 TAA 通常发病更晚(65 岁左右对 55 岁左右),年增长率较低,占所有 TAA 的绝大多数(80%对 20%)[10]。在这类患者,他们的主动脉组织可能非常脆弱,提示有尽快提前干预的必要。

二叶主动脉瓣相关的胸主动脉瘤

二叶主动脉瓣(BAV)是最常见的一种先天性心脏畸形,发生率占总人口的 2%(图 11.2)。BAV 是一个容易合并主动脉瓣和升主动脉并发症的临床疾病,发生率约 35%[11],这些并发症往往需要外科手术。因此,BAV 比其他所有先天性心脏病合并疾病带来的危害更大。家族性和遗传学研究已确定 BAV 具有可遗传的特征,一级亲属的患病率约为 10%,在多于 1 个成员受累的家庭中高达 25%[11]。

胸主动脉瘤在 BAV 中很常见,受累的病例报道多达 50%~60%[11,12],容易诱发主动脉夹层或破裂。二叶主动脉瓣病变中的组织学变化是主动脉中层血管平滑肌细胞的调节通路异常,介导了基质金属蛋白酶的释放,从而导致中层破坏,影响了主动脉壁的结构完整性和活动度(图 11.3)[12]。事实上,在 25 岁时,BAV 会增加 8 倍发生主动脉夹层风险,26%的动脉瘤形成风险及 25%的主动脉手术风险[13]。因此,根据美国心脏病学会基金会(ACCF)和美国心脏协会(AHA)指南的 I 级推荐[14]:

1.具有 BAV 和(或)家族性 TAA 和夹层患者的一级亲属应评估是否存在 BAV 和无症状的胸主动脉疾病。

2.所有患有 BAV 的患者都应该有主动脉根部和升主动脉的评估,以确定是否合并动脉瘤。

手术指征

手术时机主要取决于临床症状和动脉瘤的大小。胸主动脉瘤的直径在 6cm 或者更大时,主动脉夹层、破裂和(或)死亡的风险呈指数增加[14]。但是,胸主动脉瘤达到 5.5cm 时进行外科干预则大部分并发症可避免发生。若患者有结缔组织病,手术干预

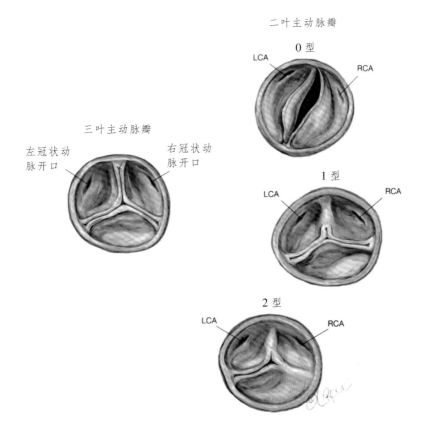

图 11.2　三叶主动脉瓣和三种二叶主动脉瓣的形态示意图(0 型:无,1 型:1 个嵴,2 型:2 个嵴)。

时机更应该提前。因此推荐以下原则:

1.有症状提示 TAA 扩张的患者应立即进行手术治疗的相关评估,除非有并发症患者的预期寿命有限或生活质量将显著受损。

2.非症状型 TAA 患者,以及升主动脉动脉瘤达到 5.5cm 的患者,应进行手术评估。

3.结缔组织疾病患者(马方综合征、血管性疾病、Ehlers-Danlos 综合征、Turner 综合征或家族性胸主动脉瘤和夹层患者)应该在直径更小的范围(4.0~5.0cm)进行择期手术,以避免急性夹层或破裂的发生。

4.主动脉直径<5.5cm 的患者,若扩张速度超过每年 0.5cm,应考虑外科手术。

患者选择标准

胸主动脉瘤患者,若累及主动脉根部、升主动脉和(或)主动脉弓,可考虑纳入。排

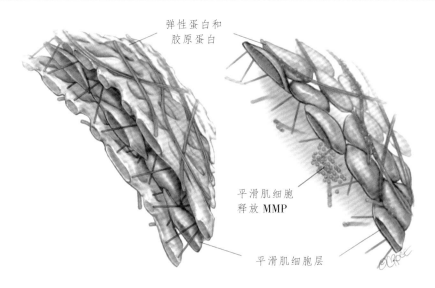

弹性蛋白和
胶原蛋白

平滑肌细胞
释放 MMP

平滑肌细胞层

图 11.3　主动脉瓣二叶畸形患者的病理生理学特征：(A)正常主动脉瓣患者中,主动脉的平滑肌通过微原纤蛋白-1 与弹性蛋白及胶原蛋白相连；(B)在主动脉瓣二叶畸形患者中,原纤蛋白-1 的缺失导致血管平滑肌细胞与细胞外基质分离,从而释放金属基质蛋白酶,致使纤维蛋白和薄层分裂、血管中层破坏,影响主动脉结构的整体性和稳定性。

除标准包括：再次心脏手术、急诊手术、抢救性手术、感染性心内膜炎、同期冠脉搭桥手术或其他瓣膜手术(主动脉瓣除外)等需要全胸骨切开才能完成的和(或)患者拒绝采用微创技术的。

术前评估

首先使用经胸超声心动图评估近端主动脉和瓣膜病变。对于升主动脉远端、主动脉弓和降主动脉的评估最常用的是计算机断层扫描(CT)胸主动脉造影,能提供病变的位置、大小和范围等详细信息。其他影像技术包括：胸部 X 线,磁共振成像,经食管超声心动图(TOE)和主动脉造影。

仔细观察胸主动脉、胸骨和胸腔三维重建图像是很有必要的,因为这将非常有利于胸骨小切口手术的规划。主动脉壁钙化程度和动脉粥样硬化的情况能够在强化和对照情况下得到充分评估。以最大限度地降低潜在的栓塞风险为目标来制订最合适的插管策略。

手术步骤

诱导麻醉后,建立桡动脉压力监测和(或)股动脉压力监测,中心静脉置管,插入肺动脉鞘/导管和导尿管。患者仰卧位,胸骨上窝、胸骨角、第 2 至第 4 肋间隙、胸骨剑突以及双侧股动脉等体表解剖结构使用永久性记号笔清晰标示出来。手术区域消毒、铺无菌单,注意充分暴露心前区至锁骨中线和双侧腹股沟区域。

胸骨正中小切口

正中皮肤切口是自胸骨柄到第 3 肋间的水平,根据患者体型的不同,通常长度为 5~7cm。皮肤切开后使用电凝依次切开皮下脂肪直到胸骨前,使用电凝沿着前庭筋膜切开形成一个皮瓣。皮瓣向上延伸超过上方的胸骨切迹并向两侧至胸骨边缘。Kocker 牵开器用于提升皮瓣向上暴露胸骨柄顶端的桥静脉,向下暴露到第 4 肋间。切断桥静脉,14 号的 Jackson Pratt 引流管(Cardinal Health,McGaw Park,IL,USA)通过皮肤由胸骨旁 4 肋间处插入左侧并固定在皮下, 主要是用于术中输送 CO_2 以防止空气栓塞,手术后做皮下引流用。

胸骨正中小切口一般使用手持电锯从胸骨上窝开始,终止于第 4 肋间水平的左侧或右侧胸骨旁。在本文图示中,显示的是向左侧翻转的"J"形胸骨切口(图 11.4)。使用少量蜡施涂在胸骨切面以止血,将胸腺脂肪垫游离到无名静脉以上,纵向切开心包,向上到心包反折处,向下到第 4 肋间水平,在心包三面分别放置 3 根心包牵引缝线,并固定在皮肤切口的边缘。

将微创胸骨牵开器放置在心包边缘上并逐渐撑开。这样胸骨和心包一起牵开,并将升主动脉前方牵拉暴露。Semb 阻断钳放在升主动脉周围,位于升主动脉中部和后部右肺动脉及主肺动脉中间。升主动脉中部使用尼龙套带,用于后面向下牵引暴露远端升主动脉来进行主动脉插管。这个手术入路能充分暴露从窦管交界水平到远端升主动脉的整个术野(图 11.5)。

插管策略

体外循环(CPB)使用负压吸引辅助装置,以最大化静脉引流效果。全身肝素化,保证激活凝血时间(ACT)大于 450 秒。首先使用 Seldinger 技术建立外周途径的静脉插管。股静脉穿刺后,引导导丝向上放置于上腔静脉,位置通过经食管的双腔观切面来确定。然后股静脉穿刺部位逐级扩张。置入 23 Fr 或 25 Fr 的多极静脉管(Maquet Getinge Group,Rastatt,Germany)。静脉管的尖头一进入右心房就不要盲目向前,要严

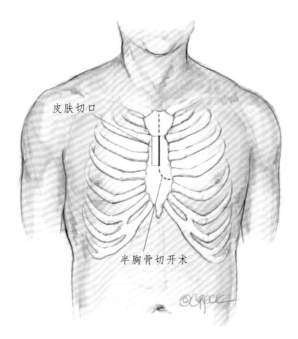

图 11.4　从胸骨角至第 3 肋间正中切开皮肤,胸骨上端至左侧第 4 肋间行"反 J"形切开胸骨。

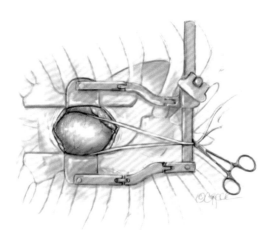

图 11.5　用尼龙带悬吊升主动脉中段,切口应充分暴露窦管连接至升主动脉远端的主动脉。

格在经食管超声引导下将静脉插管向前放置到位,将静脉管的尖端放置在上腔静脉对于确保满意的静脉回流至关重要。随后将静脉插管连接到 CPB 回路。

　　动脉插管可以通过升主动脉远端或股动脉建立。在本章中描述的是升主动脉远端插管,方法如下:将套在升主动脉中部周围的尼龙带向下拉,使用 Kocker 牵开器将皮肤切口的上缘向头部牵拉，用于主动脉插管的两根 2-0 Ti-Cron 荷包线放置在远端升主动脉的心包反折处。小心地插入一个细长的主动脉(EOPA)插管(Medtronic Inc，Minneapolis，MN，USA)，固定好位置后连接到体外循环回路。

将一根 16Fr DLP 肺动脉吸引管(Medtronic Inc，Minneapolis，MN，USA)插入主肺动脉(图 11.6)。一旦 CPB 建立后，心脏就会去负荷。主动脉根部置换手术全身温度应保持在 32℃左右，预计进行半弓置换则温度降至 25℃，在后一种情况下需要事先将动脉灌注管进行分支以便于术中提供单独的脑部灌注。

主动脉根部暴露

在低流量条件下，应用无创主动脉阻断钳阻断升主动脉。主动脉瓣没有反流情况下，心脏停搏通过行主动脉根部插入 DLP 主动脉根部插管 (Medtronic Inc，Minneapolis，MN，USA) 或直接冠状动脉气囊插管 (Maquet Getinge Group，Rastatt，Germany)顺行灌注心肌保护液实现，选择冷血心脏停搏液或者 Custodiol 心脏停搏液(Koehler Chemi，Alsbach-Haenlien，Germany)都是可以的。

主动脉切开后，将主动脉根部血液吸干净。切除瘤样病变的升主动脉段，切除范围

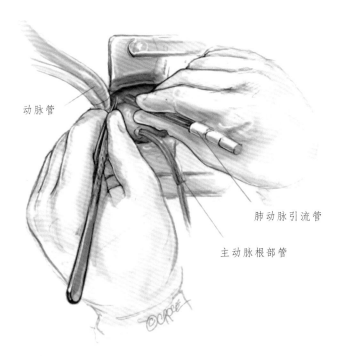

图 11.6　通过升主动脉及股静脉插管建立体外循环，在主肺动脉上插入 16Fr DLP 肺动脉引流管(Medtronic Inc，Minneapolis，MN，USA)。

是距离主动脉阻断钳 1cm 和窦管交界上方 1cm（图 11.7）。评估主动脉根部内部并观察冠状动脉的开口位置。小心游离主动脉根部周围组织。随后，切除无冠窦，保留无冠瓣环上方 8mm 主动脉壁组织。然后，沿右冠状动脉开口两侧向下两个垂直切口并剪断开口下方的连接组织，这样准备好右冠状动脉纽扣组织（图 11.8）。使用 4-0 聚丙烯缝线穿过右冠状动脉纽扣组织的顶端，必要时进行牵引以帮助暴露。以同样的方法，制作

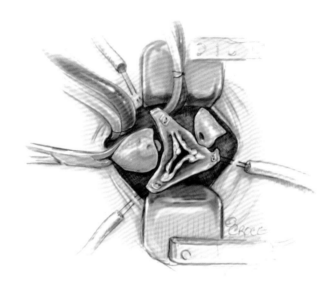

图 11.7 切除窦管连接远端 1cm 和阻断钳近端 1cm 之间的升主动脉瘤。

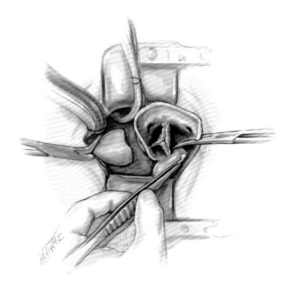

图 11.8 仔细分离主动脉根部周围组织，在主动脉瓣环边缘上切除主动脉根部，准备好冠状动脉纽扣。

左冠状动脉纽扣,通常制作纽扣时不能从周围的结缔组织游离太多,以防止冠状动脉的扭曲变形。

为了提供良好的暴露,将主动脉根部向头侧牵拉。首先将第一针 2-0 Ti-Cron 水平带垫片缝合线置于无冠/左冠瓣交界上方,并沿着 10 点钟方向穿过右侧皮肤切口的边缘,将牵引缝线夹住固定。下一针 2-0 Ti-Cron 缝合针穿过左冠/右冠交界处,经 2 点钟方向穿过左侧的皮肤边缘位置。第三针 2-0 Ti-Cron 牵引缝线用于提升右冠/无冠交界处并固定于 7 点钟方向的右侧皮肤边缘。这三针交界牵引缝线需要固定在相应位置,这个简单的方法为微创手术中的主动脉瓣提供了很好的暴露(图 11.9)。

切除主动脉瓣并且去除主动脉瓣环钙化(图 11.10)。将水平带垫片缝线整齐地放置在主动脉瓣环下方,一般使用 2-0 Ethibond 缝合线,带垫片或者不带垫片的均可。使用垫片有助于减少带瓣管道入位时产生的张力,特别是在瓣环的最低点。这些瓣环上缝线的缝合要精确,包括缝合间距和保证缝针以垂直角度穿过瓣环(图 11.11),缝线要均匀分布。

"法式袖套"技术

瓣环的测量包括环内和环上直径的测量。按照常规主动脉瓣置换选择合适的人工瓣膜, 但建议不要选择大一号的人工瓣。带 Valsalva 窦的人工血管 (Vascutek Ltd, Renfrewshire,Scotland)的选择方法可以根据下面的公式:人工血管直径=主动脉瓣尺寸+5mm(至少 3mm)。以下为"法式袖口"技术的详细步骤。这个技术的具体细节已经

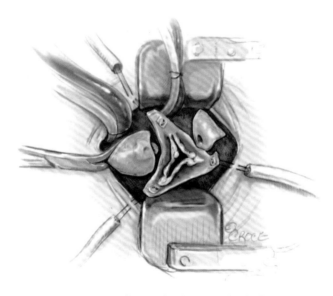

图 11.9　缝合牵拉三个交界,使主动脉根部朝向头部,提供良好的手术视野。

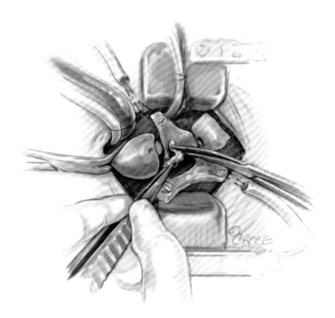

图 11.10 切除主动脉瓣,并清除钙化主动脉瓣环。

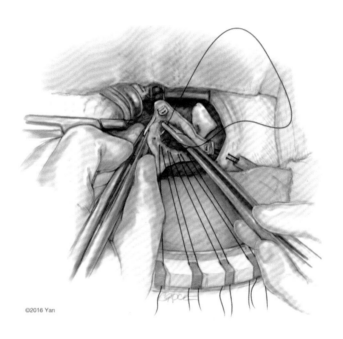

图 11.11 将换瓣线的垫片置于主动脉瓣环左室面,行水平褥式缝合。

在其他文献发表[15]。

第 1 步：将带 Valsalva 窦血管的近端袖口修剪至 8mm 长。然后将这个袖口反过来折叠在人工血管的外侧做一个双层袖口，即所谓的 "French Cuff"。

第 2 步：将人工瓣膜固定 Valsalva 窦血管壁内侧，将瓣环上缝合线首先穿过人工瓣的缝合环，再穿过 Valsalva 窦血管近端的折叠边缘，待所有的缝合线都完成缝合，将瓣膜和人工血管推下入座到主动脉瓣环上（图 11.12），将缝合线依次围绕袖口周围打结、剪线，近端的第一层吻合完成。

第 3 步：第二个"止血"层使用 4-0 聚丙烯缝合线连续缝合，从左、右冠交界开始，顺时针方向缝合一周。重要的是要确保这层连续缝合要将残留的主动脉壁和翻转的"双层袖口"边缘缝合完整、准确。另外，缝合过程中需要助手协助将缝线保持一定的张力。

如果使用的是带机械瓣膜的人工血管（St.Jude Medical，St.Paul，MN，USA），涉及关于沿着瓣环止血（缝合间距或严重钙化的瓣环）问题时，第二个"止血"层则可以通过使用连续的 4-0 的聚丙烯缝合线连续缝合来实现，主要是闭合 8mm 的主动脉残端和带瓣管道的瓣环，因为下缘缝合袖口足够大以进行两排缝合，所以这种"双层"吻合技

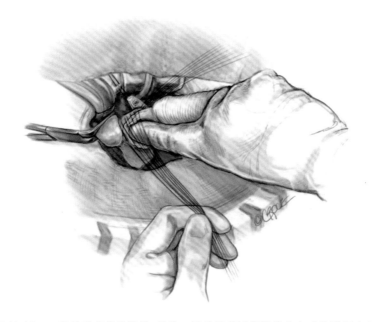

图 11.12　一只手垂直牵拉缝线，另外一只手将带瓣管道推向主动脉瓣环入座。

术也适用于机械瓣带瓣管道的止血。

冠状动脉纽扣状再植

左冠状动脉纽扣位于其正常解剖位置，带 Valsalva 窦血管 (Vascutek Ltd, Renfrewshire, Scotland)上左冠状动脉纽扣的吻合位置需要在心脏充盈下确定，以保证左冠状动脉纽扣吻合时没有张力或扭曲。吻合的位置标记后，将心脏变为非充盈状态。采用 Bovie 电凝打孔技术(Bovie Medical Corporation, Clearwater, FL, USA)在人工血管上左冠状动脉纽扣对应吻合位置打孔。将冠状动脉纽扣修剪成半径为 3mm 的圆形袖口状，使用 5-0 的聚丙烯缝合线进行吻合，冠状动脉纽扣的边缘需要紧贴在带 Valsalva 窦血管的外部(图 11.13)。同样的方法进行右冠状动脉纽扣的准备和吻合(图 11.14)。吻合过程中必须确保每一针的缝合都要全层，如果不这样做，可能会导致松开阻断钳后出现很棘手的出血问题。因此，可以通过顺行灌注全量的心肌保护液增加主动脉根部压力来测试吻合口有无出血。随后开始复温。

远端主动脉的吻合在阻断状态下进行。人工血管的长度取决于心脏充盈状态下向上牵拉人工血管与远端升主动脉相遇的情况。使用 3-0 滑线将修剪后的人工血管与远端升主动脉吻合。吻合从术者的最远处开始，先从 4 点钟位置开始到主动脉的 11 点钟位置完成后壁的吻合(图 11.15)。使用神经钩将后壁缝线向手术医生方向逐步拉紧。前壁的吻合是通过缝线的另外一头开始，朝向主刀医生的方向缝合。在缝合结束的打结之前，放置主动脉根部吸引。将手术床头低后仰位，使心脏充盈，膨肺，减低动脉流

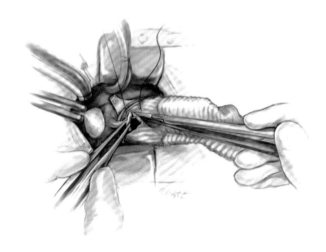

图 11.13　修剪左冠状动脉纽扣，边缘留 3mm，用 5-0 缝合线将左冠状动脉吻合在人工血管上。

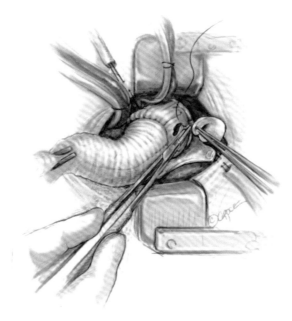

图 11.14　修剪好右冠纽扣,用 5-0 缝合线将右冠吻合在人工血管上。

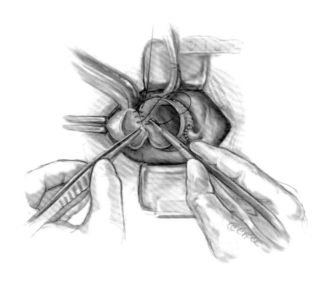

图 11.15　修剪人工血管远端,用 3-0 缝合线将它与升主动脉远端切口吻合。

量,松开主动脉阻断钳并通过主动脉根部吸引排气。

半弓置换术

　　如果升主动脉和(或)弓部近端是动脉瘤样病变,则要在远端开放下进行半弓替换。这需要事先准备好两根脑部的顺行灌注管,并将全身温度降到25℃。

当全身温度降至25℃,就需要将注意力转移到半弓替换术上。在这个阶段,患者头部要戴冰帽,全身停止灌注,夹闭主动脉插管,松开主动脉阻断钳并将全身回流的血液吸入储血器。将升主动脉中段至远端连同插管部位一起完全切除,使得主动脉弓近端的切口斜向下。检查主动脉弓里面和主动脉血管起始的部位是否有动脉粥样硬化的证据。通过无名动脉和(或)左侧颈总动脉插管来进行选择性顺行脑灌注实现脑保护(图11.16)。远端的吻合使用带单根分支的Ante-Flo人工血管完成(Vascutek Ltd,Renfrewshire,Scotland)。使用3-0的聚丙烯线,从主刀医生最远的地方开始并完成主动脉后壁的吻合(图11.17)。使用神经钩沿主动脉壁提紧缝线,使用缝线的另一头,朝着主刀的方向完成前壁的吻合。为了保证止血彻底,必要时可以使用4-0聚丙烯线带垫片进行加固远端吻合口。完成远端吻合后,通过Ante-Flo的单侧支臂血管进行灌注。患者开始复温至37℃。

根部操作完成后,将近端的带瓣人工血管在Valsalva窦以上部分进行修剪,将远端Ante-Flo血管向下拉伸并剪裁到适当的长度。使用3-0聚丙烯线连续缝合进行人工血管端吻合(图11.18)。进行人工血管吻合时针间距要窄一些并且要缝合精准,一般针距相距几毫米即可。最后,插入主动脉根部吸引管,慢慢松开主动脉阻断钳,使用21号针头进行人工血管排气。为了确保绝对止血,必要时使用带垫片4-0聚丙烯缝线加固吻合口。

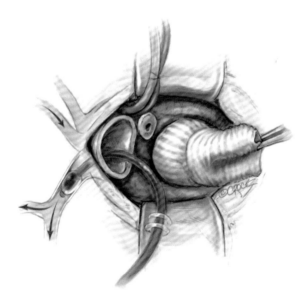

图11.16 完全切除升主动脉中段至远端(包括主动脉插管位置),通过无名动脉(或者与左侧颈总动脉)插管行顺行脑灌注。

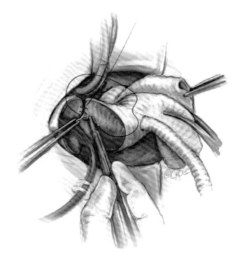

图 11.17　3-0 缝合线将带单侧支的人工血管(Vascuted Ltd,Renfrewshire,Scotland)与主动脉远端连续缝合。

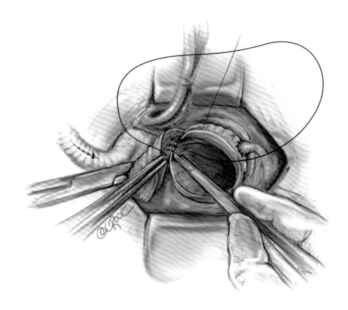

图 11.18　3-0 缝合线连续吻合人工血管,必要时 4-0 带垫片缝合线缝合加固吻合口。

完成

　　于右心室流出道心外膜下放置双极临时起搏导线,留置 28 Fr 的软质引流管并从经剑突下穿出,仔细检查止血后逐渐脱离体外循环。鱼精蛋白中和肝素,吻合口周围局部使用 Floseal 止血材料(Baxter Healthcare,Zurish,Switzerland)。手术部位填充小纱布海绵并保持 10 分钟的持续压迫止血。止血效果满意后,使用 4 根不锈钢丝固定胸骨,使用 1 号 Vicryl 线缝合筋膜和皮下脂肪。用 5-0 皮下缝线缝合皮肤。至此,微创主动脉手术全部完成。

讨　论

现代心血管外科的重要目标之一就是减少手术创伤,促进患者更快康复,而微创外科手术的优势已被广泛证实[3-7]。外科医生通过胸骨正中小切口或右前胸部小切口熟练进行主动脉瓣手术后, 自然会对经小切口进行主动脉手术产生越来越浓厚的兴趣。本章描述的是我们采用小 Bentall 和半弓置换术治疗部分主动脉根部瘤和升主动脉瘤患者的手术技巧。

胸骨正中小切开术通过使用手持电锯自胸骨上窝向下到胸骨柄,向左或向右终止于胸骨旁间隙实现。向右侧的一个优势(一个"J"形胸骨切口)是可以避免对左乳内动脉的潜在损伤,今后可用于冠脉搭桥手术。此外,进行右上肺静脉插管引流更容易一些。向左侧的胸骨小切口(反向"J"形)的主要优点是增加主动脉弓部近端的暴露,特别是预计同时进行半弓置换时采用,在这种情况下,常使用肺动脉引流代替右上肺静脉引流。值得注意的是,插入肺动脉引流管时心脏需要保持充盈状态或甚至在开始体外循环之前即保持充盈,这将避免肺动脉插管的尖端损伤肺动脉主干的后壁。

动脉灌注插管可以通过升主动脉远端或股动脉建立。但建议优先使用中央动脉插管来提供足够全身的顺行灌注,并避免外周血管插管带来的潜在栓塞风险和可能伴随的外周血管插管并发症[16]。如果使用股动脉插管,则在腹股沟区行 2.5cm 的斜切口,暴露出股总动脉的前壁,使用 5-0 聚丙烯线在股动脉前壁缝一个荷包,使用 Seldinger 技术进行动脉插管,首先将导丝放置在降胸主动脉,导丝在降主动脉内的位置使用经食管超声确认,然后逐级手动扩张股动脉穿刺部位,保证带管芯的股动脉插管可以无阻力地轻松置入。

为了提供充分的暴露和方便手术操作,非常重要的是将主动脉根部前移,以及同时将主动脉瓣环向患者头侧牵拉。通过将三针 2-0 Ti-Cron 带垫片线水平缝合于三个交界上方并将它们固定在皮肤上边缘可实现这一目的。这种简单的操作为微创外科手术途径提供了很好的主动脉瓣的暴露。尽管胸骨正中小切口终止于窦管交界水平,通过这种操作可以将主动脉环向头部方向前移 2~3cm。

利用带瓣管道置换升主动脉和主动脉瓣是 Bentall 和 De Bono 在 1968 年首次报道的[2]。根据这个技术,将冠状动脉口周围的主动脉组织直接缝合在人工血管上对应的开口位置。这些吻合全部在升主动脉内完成,然后将主动脉壁紧紧包裹在人工血管外面。这种技术被称为包裹/包含技术[12],冠状动脉撕裂和冠状动脉瘤可能是由于血液进入到人工血管和包裹之间而产生张力所致[17]。目前这项技术已经得到改进,包括将残留主动脉壁和人工瓣环进行强化缝合[18]。该技术强调了根部两条分开的缝合线,一条是在人工瓣膜缝合环的最内侧部分和主动脉瓣环之间的间断缝合,另一条是人工瓣环最外侧和保留的主动脉壁组织间的连续缝合。在小 Bentall 手术时必须达到绝对止血。如果担心存在沿着瓣环周围出血(由于缝合间距或者严重钙化的瓣环所致),第二个"止血"层通过使用 4-0 聚丙烯线将剩余的 8mm 主动脉壁组织和人工管道的边缘缝闭来实现。这个技术适用于机械瓣带瓣管道,因为缝合缘的袖口足够大以容纳两排吻合线。但是,当一个生物瓣膜用于带 valsalva 窦人工血管内做成带瓣管道时,由于生物瓣的缝合环窄而第二个"止血"层很难实现,在这种情况下就应使用"法式袖套"技术[15]。

本章提出的外科手术策略,充分尊重了传统主动脉根部置换手术的基本原则。在微创外科手术中,最重要的是采用精细的手术技术以确保绝对止血,这一点无论如何强调都不过分。这确保了通过微创小切口进行主动脉修复以及对部分主动脉根部、升主动脉瘤和(或)近端弓部动脉瘤患者的成功治疗。

(马瑞彦　帖红涛　译)

参考文献

[1] Elefteriades JA, Olin JW, Halperin JL. *Diseases of the Aorta.* In: Fuster V, ed. Hurst's the heart. 13th edn. New York: McGraw Hill, 2011:2261–89.

[2] Bentall H, De Bono A. A technique for complete replacement of the ascending aorta. *Thorax* 1968;23:338-9.

[3] Navia JL, Cosgrove DM, 3rd. Minimally invasive mitral valve operations. *Ann Thorac Surg.* 1996;62(5):1542-4.

[4] Cohn LH, Adams DH, Couper GS, et al. Minimally invasive cardiac valve surgery improves patient satisfaction while reducing costs of cardiac valve replacement and repair. *Ann Surg.* 1997;226(4):421-6; discussion 7-8.

[5] Phan K, Xie A, Di Eusanio M, Yan TD. A meta-analysis of minimally invasive versus conventional sternotomy for aortic valve replacement. *The Ann Thorac Surg.* 2014;98(4):1499-511.

[6] Phan K, Xie A, Tsai YC, Black D, Di Eusanio M, Yan TD. Ministernotomy or minithoracotomy for minimally invasive aortic valve replacement: a Bayesian network meta-analysis. *Ann Cardiothorac Surg.* 2015;4(1):3-14.

[7]   Borger MA, Moustafine V, Conradi L, et al. A randomized multicenter trial of minimally invasive rapid deployment versus conventional full sternotomy aortic valve replacement. *Ann Thorac Surg.* 2015;99(1):17-25.

[8]   Samadi A, Detaint D, Roy C, et al. Surgical management of patients with Marfan syndrome: evolution throughout the years. *Arch Cardiovasc Dis* 2012;105:84–90.

[9]   Loeys, B.L., Dietz, H.C., Braverman, A.C., Callewaert, B.L., De Backer, J., Devereux, R.B., Hilhorst-Hofstee, Y., Jondeau, G., Faivre, L., Milewicz, D.M. and Pyeritz, R.E., 2010. The revised Ghent nosology for the Marfan syndrome. *Journal of medical genetics*, 47(7), pp.476-485.

[10]   Luyckx, I. and Loeys, B.L., 2015. The genetic architecture of non-syndromic thoracic aortic aneurysm. *Heart*, pp.heartjnl-2014.

[11]   Padang R, Bannon PG, Jeremy R, Richmond DR, Semsarian C, Vallely M, Wilson M, Yan TD. The genetic and molecular basis of bicuspid aortic valve associated thoracic aortopathy: a link to phenotype heterogeneity. *Ann Cardiothorac Surg* 2013;2(1):83-91.

[12]   Verma S, Siu SC. Aortic dilatation in patients with bicuspid aortic valve. *N Engl J Med* 2014;370:1920-9.

[13]   Michelena HI, Khanna AD, Mahoney D, et al. Incidence of aortic complications in patients with bicuspid aortic valves. *JAMA* 2011;306:1104-12.

[14]   ACCF/AHA/AATS/ACR/ASA/SCA/SCAI/SIR/STS/SVM   Guidelines for the Diagnosis and Management of Patients With Thoracic Aortic Disease: Executive Summary. *J Am Coll Cardiol.* 2010;55(14):1509-44.

[15]   Yan TD. Min-Bentall Procedure - 'French Cuff' technique. *Ann Thorac Surg.* 2016 Feb;101(2):780-2.

[16]   Benedetto U, Raja SG, Amrani M, et al. The impact of arterial cannulation strategy on operative outcomes in aortic surgery: evidence from a comprehensive meta-analysis of comparative studies on 4476 patients. *J Thorac Cardiovasc Surg.* 2014;148(6):2936-43.

[17]   Nezic D, Cirkovic M, Knezevic A, Jovic M. Modified Bentall procedure – 'a collar technique' to control bleeding from coronary ostia anastomoses. *Interactive Cardiovasc Thorac Surg.* 2008;7(4):709-11

[18]   Copeland JG, 3rd, Rosado LJ, Snyder SL. New technique for improving hemostasis in aortic root replacement with composite graft. *Ann Thorac Surg.* 1993;55(4):1027-9.

索 引